糖質制限をしてはいけない人がいます。

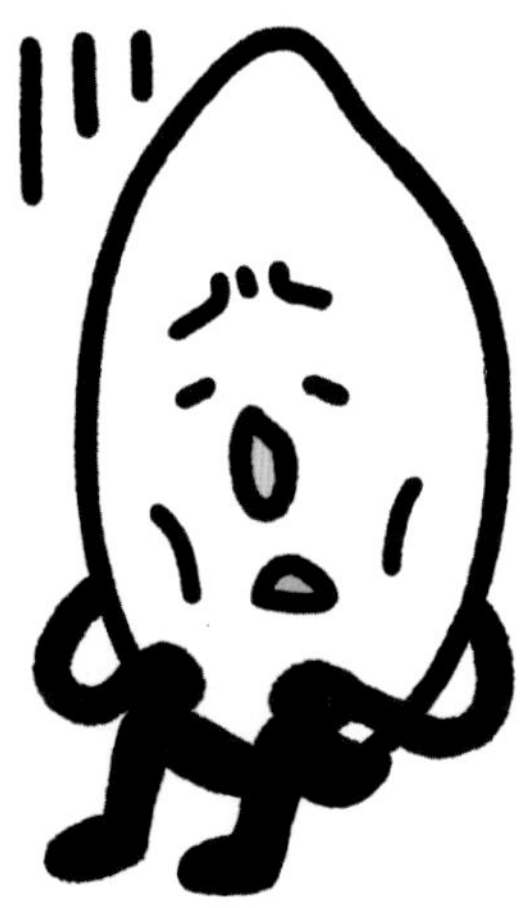

糖質制限NG遺伝子を持っている人

日本人の4人に1人が糖質制限してはいけない

他人より早く老ける遺伝子を持っている人がいます。

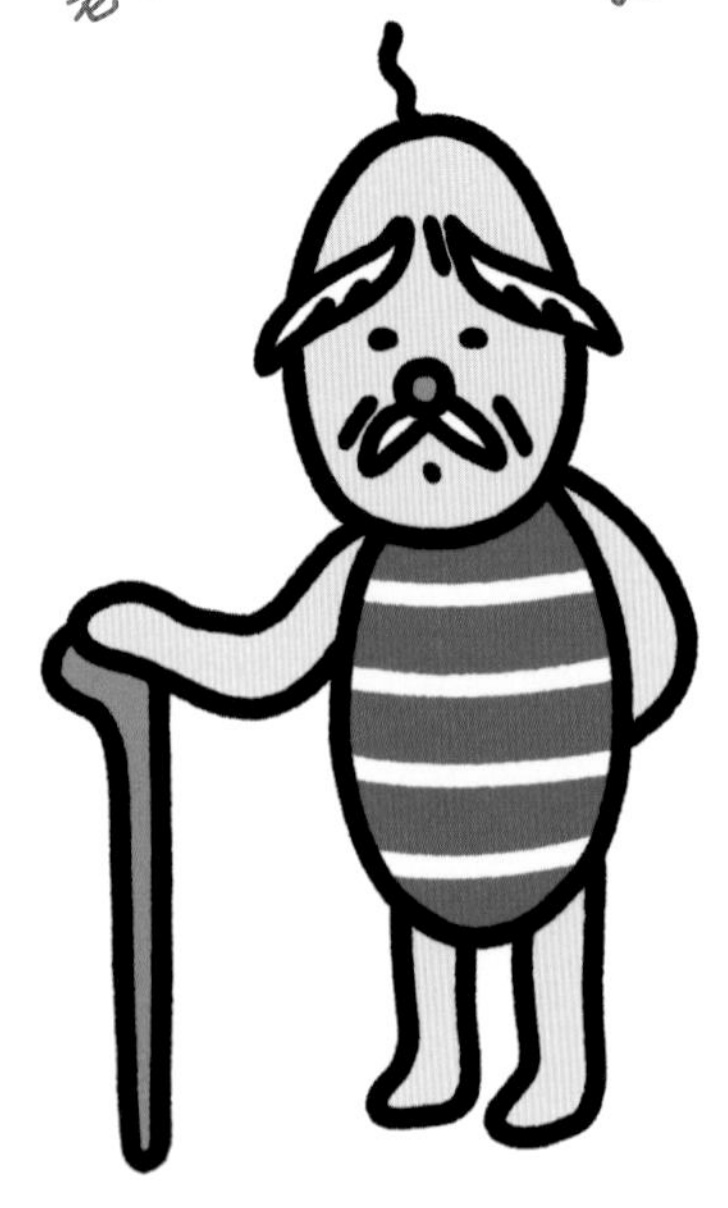

老化しやすい遺伝子を持っている人 ⬅

日本人の約6割は老けやすい

人より疲れやすいのはこの遺伝子のせいかもしれません。

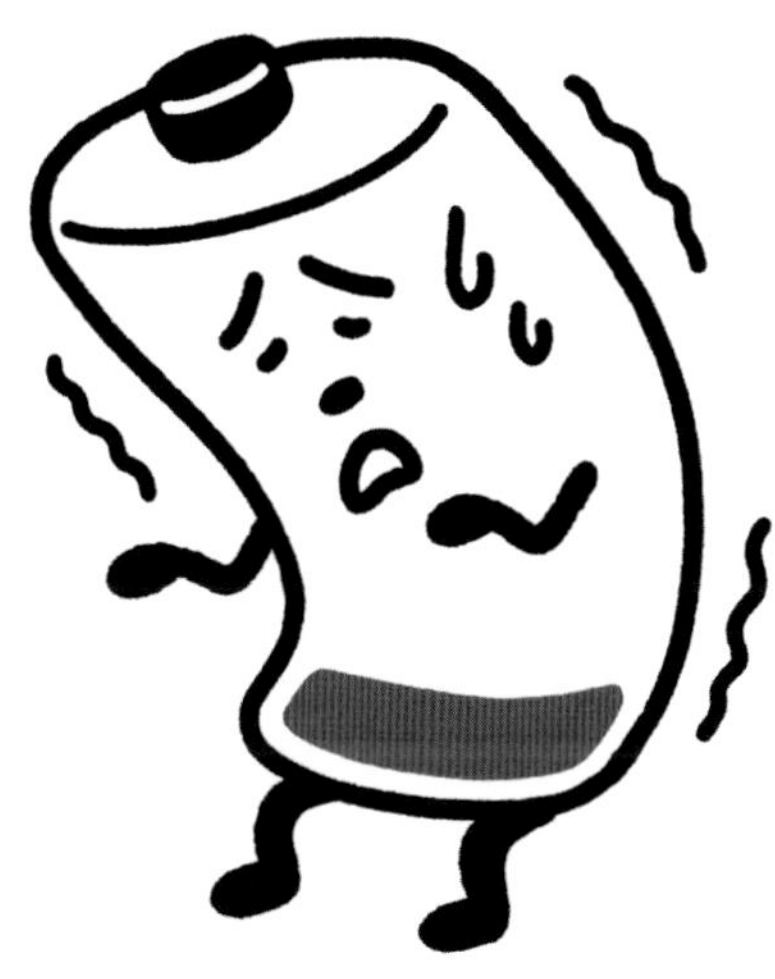

すぐに疲れちゃうタイプの遺伝子を持っている人

日本人の約9割は疲れやすい

私たちの体にはさまざまな遺伝子があります。
体つきだけでなく性格なども
遺伝子の影響を受けています。

私はこれまで
遺伝子カウンセラーとして
約３０００人のカウンセリングを
実施してきました。

その結果、わかったことがあります。

それは、遺伝子について多くの人が高い関心を持つ分野は健康、そしてダイエットだということです。

本書では、人が持っている健康とダイエットに関する遺伝子のなかでも特に重要な6つを軸にご紹介をしています。

健康やダイエットに関する
6つの遺伝子の分類

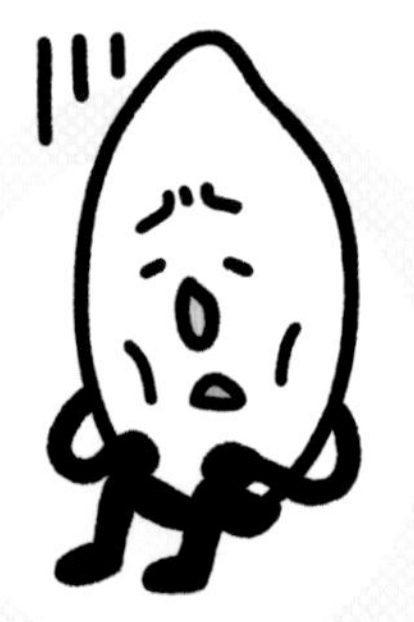

糖質制限遺伝子

・糖質制限NG遺伝子
・糖質制限OK遺伝子
・糖質制限超OK遺伝子

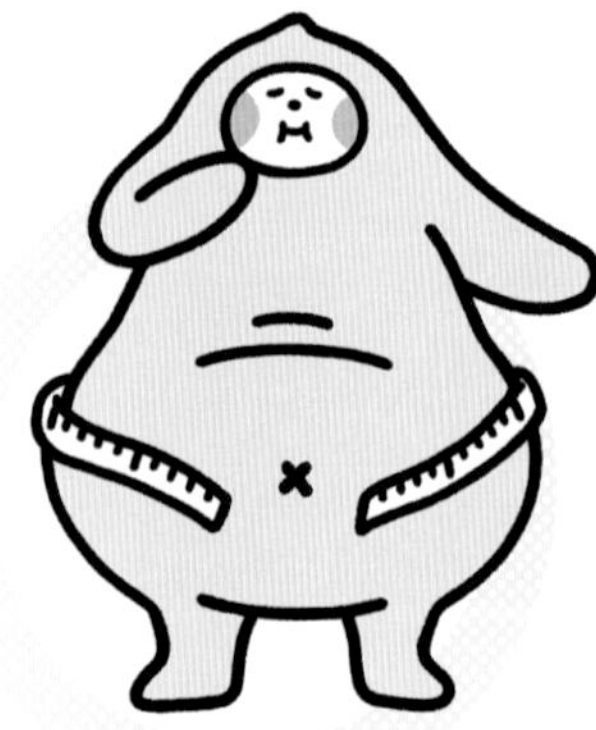

メタボ遺伝子

・NOメタボ遺伝子
・ゆるやかメタボ遺伝子
・即メタボ遺伝子

※この遺伝子分類および遺伝子名は、わかりやすさを優先した表現で、医学的な正式名称ではありません。

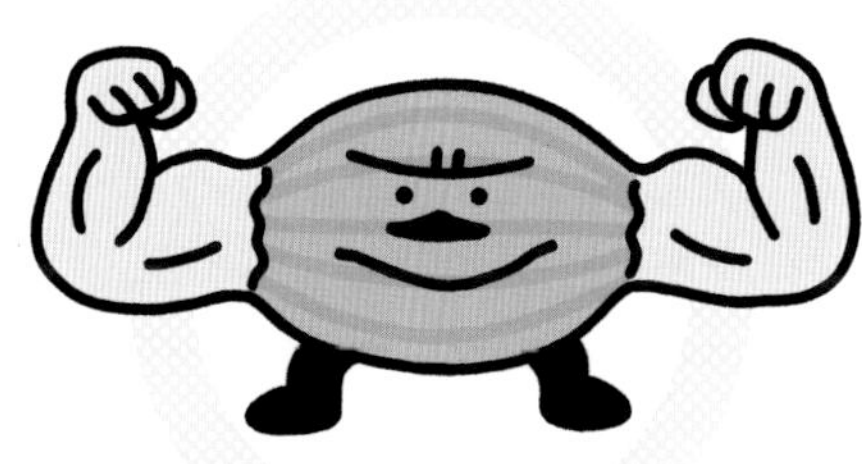

マッチョ遺伝子

・マッチョ遺伝子
・自在遺伝子
・細マッチョ遺伝子

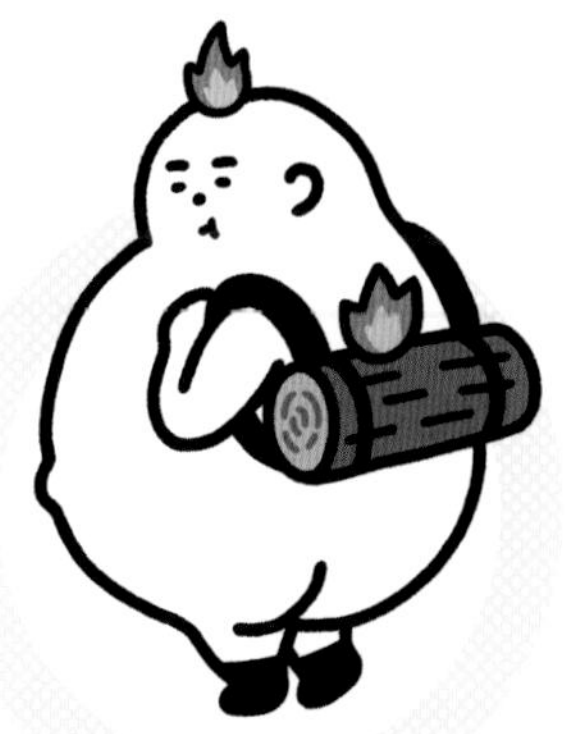

デブ遺伝子

・すっきり遺伝子
・ぽっちゃり遺伝子
・でっぷり遺伝子

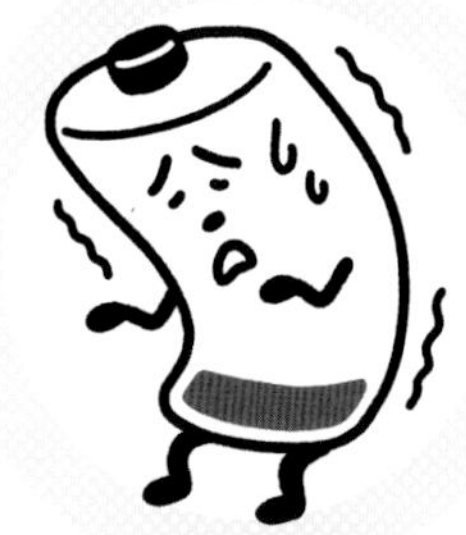

すぐに疲れちゃう遺伝子

・タフネス遺伝子
・疲れちゃう遺伝子
・すぐに疲れちゃう遺伝子

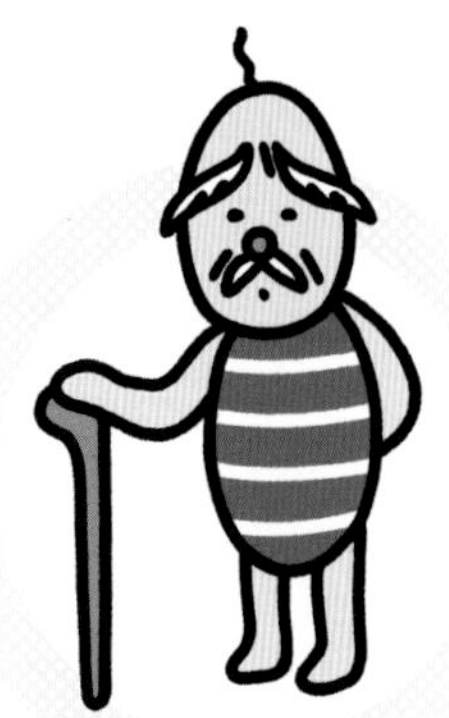

年寄り遺伝子

・老化しにくい遺伝子
・老化しやすい遺伝子

本書では、6つの遺伝子分類に沿って
あなたが具体的にどんなタイプの遺伝子を
持っているのか説明します。

健康とダイエットの悩みは
自分の遺伝子がわかれば
驚くほどスムーズに解決します。

例えば、カウンセリングを通じて
次のような悩みをよく聞きました。

・ごはんを食べるとすぐ太る
・ジョギングをしているのになかなか痩せない
・最近、シミやしわが増えたと感じる
・年のせいか、疲れやすくなった
・体形を気にして筋トレをしているけど
思うような効果が出ない
・季節を問わず体が冷える

その悩み、6つの遺伝子が大きく影響しています。

世の中にはいろいろな健康法や
ダイエット法がありますが
なかなか結果が出ないことがあります。
それは、あなたの努力が足りないからでしょうか？

**いいえ、あなたが悪いわけではなく
あなたの体質に合っていない、
つまり遺伝子に合っていない
やり方をしているのです。**

ところが遺伝子は血圧のように
簡単には調べられません。
まだまだお金もかかるし、時間もかかる。

そこで、これまで実践してきた遺伝子検査と
カウンセリングの実績に基づいて
チェックリストに答えるだけで、
ほぼ自分の遺伝子がわかる方法を紹介します。
それが「**植前式遺伝子チェック**」です。

私は**日本人遺伝子カウンセラーの先駆け**として、これまで
約3000人の遺伝子調査と
カウンセリングを行いました。
健康に関する講演は月30回以上に及び
さまざまな方の悩みを聞いてきました。

チェックリストでは、こうした経験に基づき
1つの遺伝子分類につき5つの設問を作りました。
簡単な質問ですが、これに答えれば
あなたの遺伝子の
傾向がわかります。
ぜひ、試してみてください。

あなたがどんな

Check 1

糖質制限遺伝子
を持っているかがわかる

① ごはんやパンをよく食べるが太っていない □

② お腹が空くと汗が出てきたり、手がふるえたりすることがある □

③ 筋力トレーニングをしても筋肉がつかないほうだ □

④ 同年代と比べると細身のほうだ □

⑤ お腹が空いているときにマグロやレバー類を食べて皮膚が赤くなったり、かゆみが出たことがある □

※3つ以上当てはまる人はAタイプ、
1〜2つの人はBタイプ、
1つも当てはまらない人はCタイプ

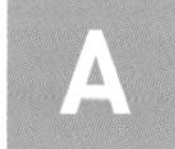

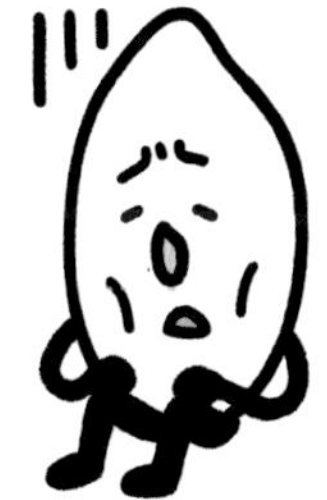

糖質制限
NG遺伝子

糖質がたくさん必要な体質なので、
糖質制限は危険行為になる

23%

B

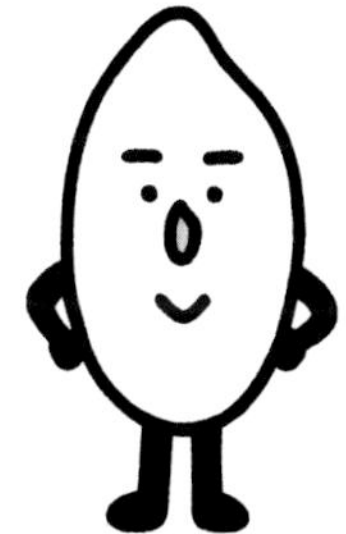

糖質制限
OK遺伝子

糖質を摂り過ぎなければ太らない。
太っているなら糖質制限は有効

52%

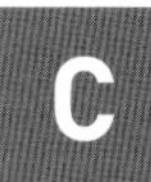

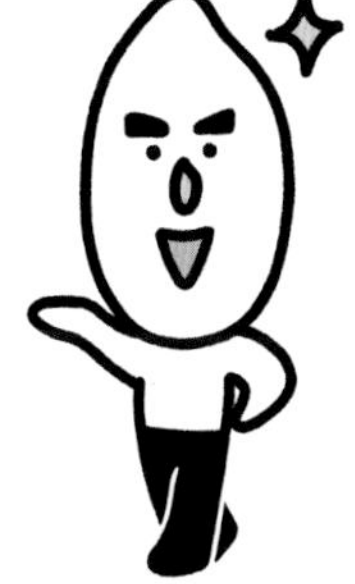

糖質制限
超OK遺伝子

糖質を摂れば摂るほど身につくので、
定期的に糖質制限が必要

25%

➡ 詳しくは35ページへ

上記数字は、日本人の何％が該当する遺伝子を持っているかを示しています。
植前和之の日本人約3000人の遺伝子カウンセリングに基づく数値です。

あなたがどんな

Check 2

メタボ遺伝子を持っているかがわかる

① 脂っこいものを食べるとすぐに太る □

② ジョギングやエアロビクスなどの有酸素運動をしてもなかなか痩せない □

③ 太っているわけではないが、コレステロール値が高い □

④ 30代を過ぎてから体重が落ちたことがない □

⑤ メタボリックシンドロームと診断された □

※3つ以上当てはまる人はCタイプ、
1〜2つの人はBタイプ、
1つも当てはまらない人はAタイプ

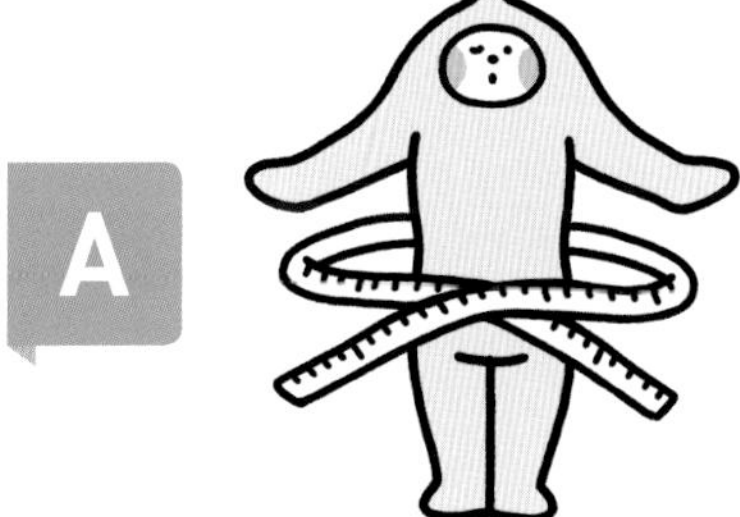

A

NOメタボ遺伝子

脂肪を燃焼する能力が高いので、内臓脂肪がつきにくい

57%

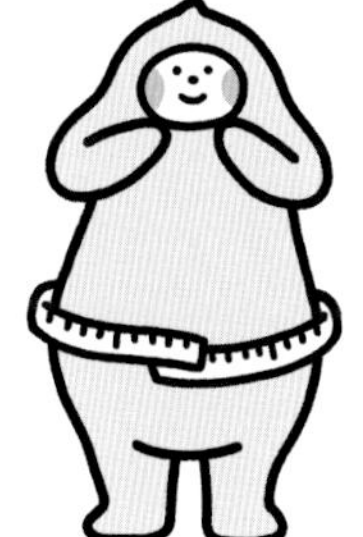

B

ゆるやか メタボ遺伝子

脂肪を燃焼する能力が低いので、内臓脂肪がつきやすい

36%

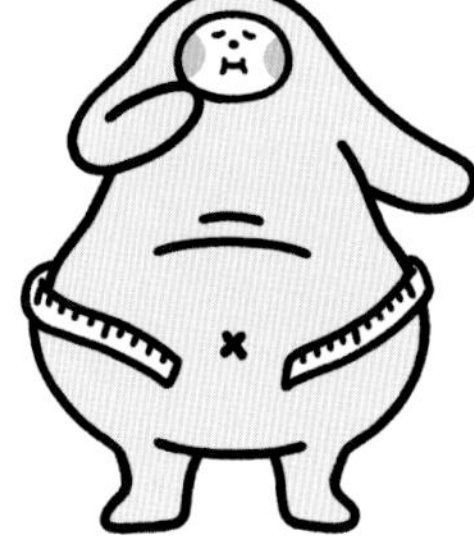

C

即メタボ遺伝子

脂肪を燃焼する能力がかなり低いので、すぐに内臓脂肪がつく

7%

➡ 詳しくは57ページへ

上記数字は、日本人の何%が該当する遺伝子を持っているかを示しています。植前和之の日本人約3000人の遺伝子カウンセリングに基づく数値です。

あなたがどんな

Check3

デブ遺伝子を持っているかがわかる

① 冷え性である □

② 体温が高いときでも、手足が冷えていることが多い □

③ 全体的に皮下脂肪がつきやすい □

④ 30代を過ぎてから体重が落ちたことがない □

⑤ あまり汗をかかない □

※3つ以上当てはまる人はCタイプ、
1〜2つの人はBタイプ、
1つも当てはまらない人はAタイプ

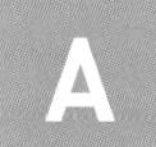

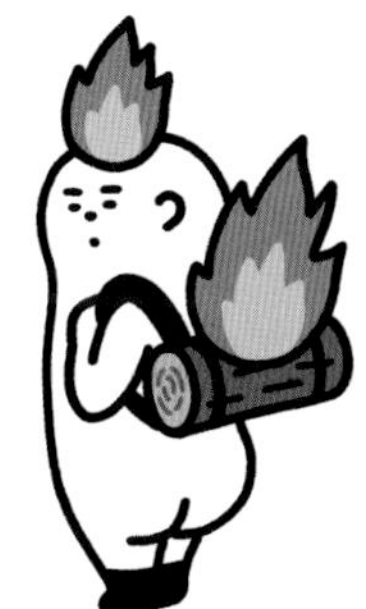

すっきり遺伝子

熱をつくる能力が高いので、皮下脂肪がつきにくい

34%

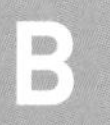

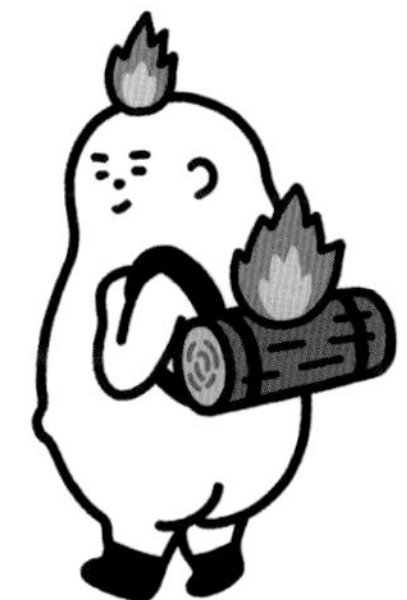

ぽっちゃり遺伝子

熱をつくる能力がやや低いので、皮下脂肪がつきやすい

47%

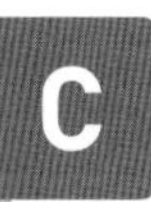

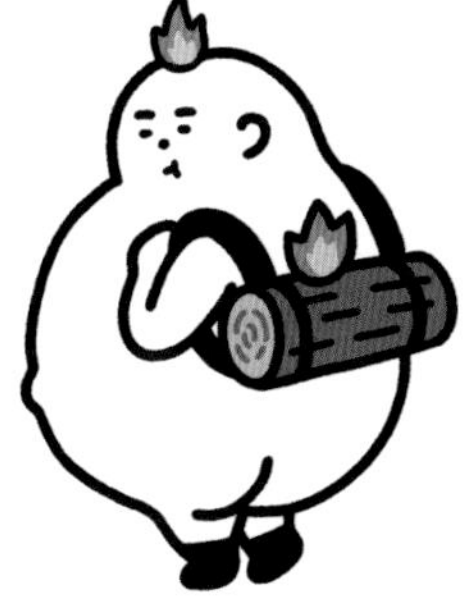

でっぷり遺伝子

熱をつくる能力がかなり低いので、皮下脂肪型肥満になりやすい

19%

➡詳しくは79ページへ

上記数字は、日本人の何%が該当する遺伝子を持っているかを示しています。植前和之の日本人約3000人の遺伝子カウンセリングに基づく数値です。

あなたがどんな

Check 4

年寄り遺伝子
を持っているかがわかる

① シミやしわができやすい □

② 化粧品を変えると肌が荒れる □

③ 年齢より老けて見られることが多い □

④ 同年代より白髪が多い □

⑤ 同年代の人より近くのものが
見えづらくなったのが早かった □

※1つでも当てはまる人はBタイプ、
1つも当てはまらない人はAタイプ

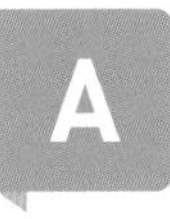

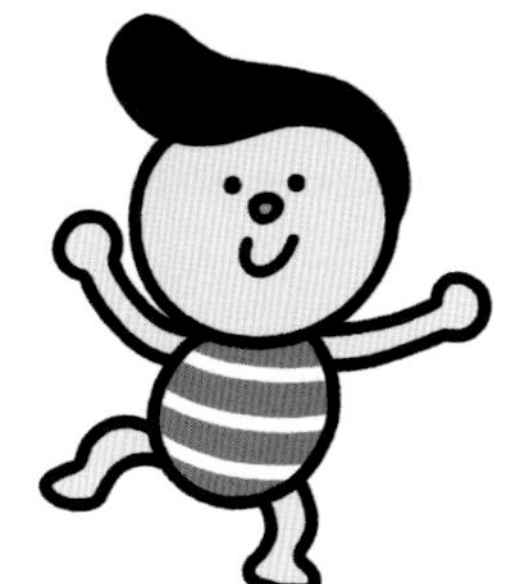

老化しにくい遺伝子

酸化に対する抵抗力が強いので、老化現象が遅くなる

39%

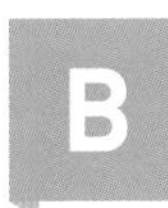

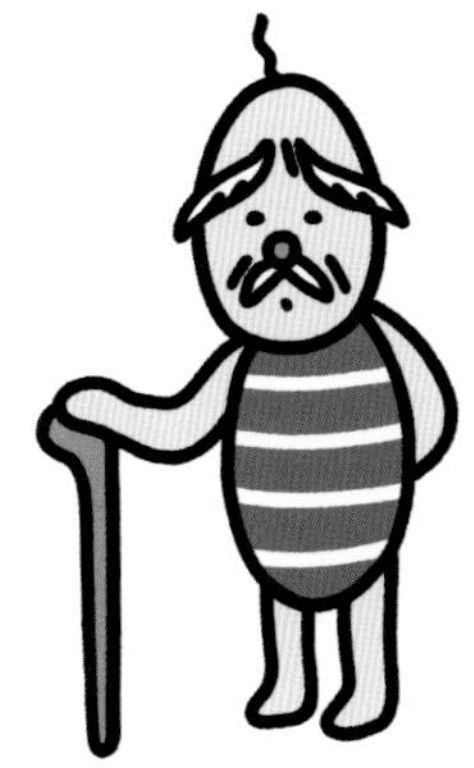

老化しやすい遺伝子

酸化に対する抵抗力が弱いので、老化現象が早くなる

61%

➡ 詳しくは101ページへ

上記数字は、日本人の何%が該当する遺伝子を持っているかを示しています。
植前和之の日本人約3000人の遺伝子カウンセリングに基づく数値です。

あなたがどんな

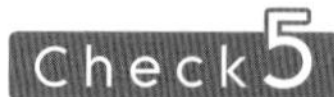

マッチョ遺伝子を持っているかがわかる

① 若い頃も含めて、筋力トレーニングをしてもそれほど筋肉が増えた経験がない □

② 急に動いて肉離れや筋断裂などの筋肉系のケガをしたことがある □

③ 短距離走より長距離走のほうが得意だ □

④ 速い動作が苦手だ □

⑤ どちらかというとコツコツと継続するほうである □

※3つ以上当てはまる人はCタイプ、
1〜2つの人はBタイプ、
1つも当てはまらない人はAタイプ

A

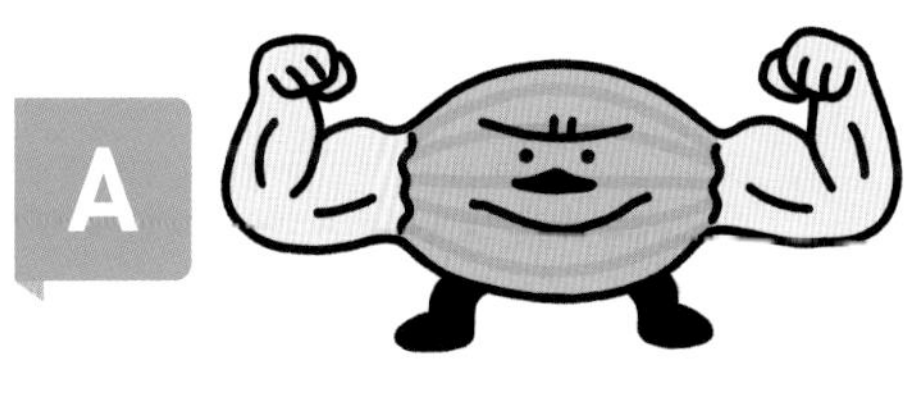

マッチョ遺伝子

太くなる筋肉をよく使えるので、筋肉がつきやすい

20%

B

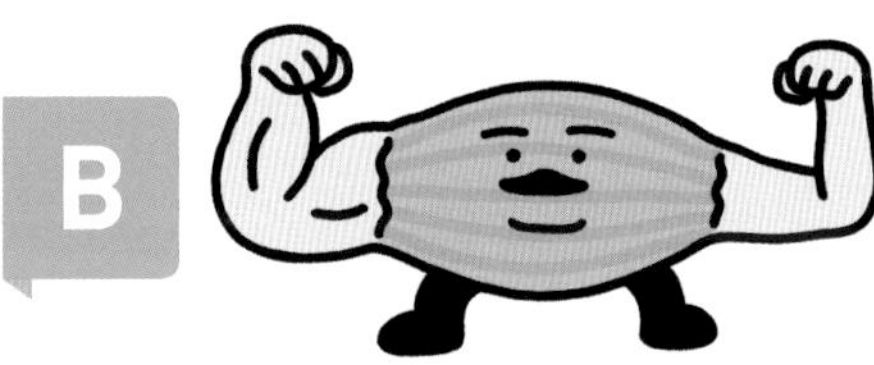

自在遺伝子

トレーニング次第でマッチョにも、細マッチョにもなれる

52%

C

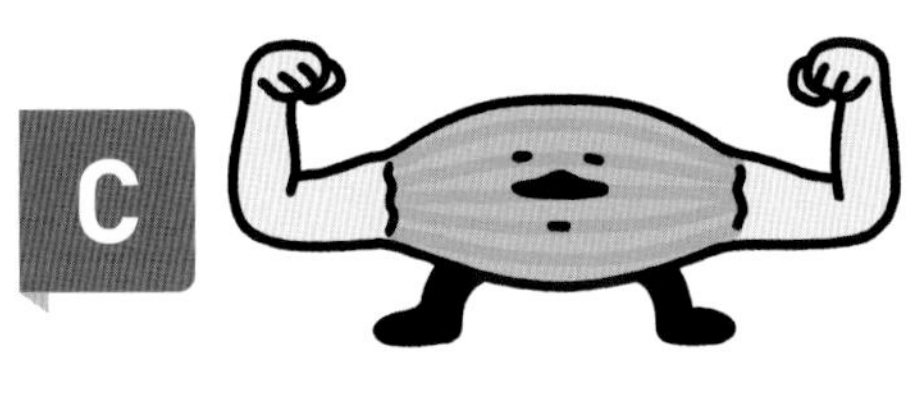

細マッチョ遺伝子

太くなる筋肉を使うのが苦手なので、筋肉がつきにくい

28%

➡ 詳しくは123ページへ

上記数字は、日本人の何%が該当する遺伝子を持っているかを示しています。
植前和之の日本人約3000人の遺伝子カウンセリングに基づく数値です。

あなたがどんな

Check6

すぐに疲れちゃう遺伝子

を持っているかがわかる

① 疲れたと感じることがほとんどない □

② 睡眠時間は短くても平気である □

③ 疲れても少し休んだら回復する □

④ 運動しても血圧は上がりにくい □

⑤ どちらかというと
のんびり屋さんである □

※5つとも当てはまる人は A タイプ、
1～4つの人は B タイプ、
1つも当てはまらない人は C タイプ

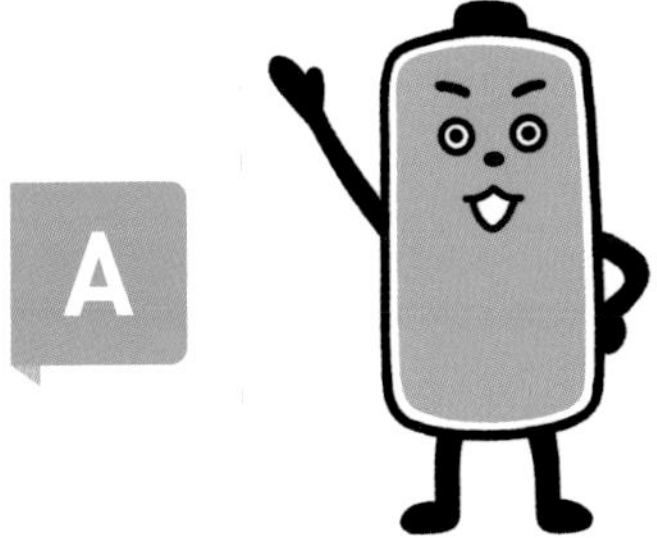

タフネス遺伝子

動きながら疲労回復できるので疲れない。日本人には少ない

9%

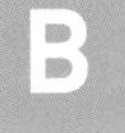

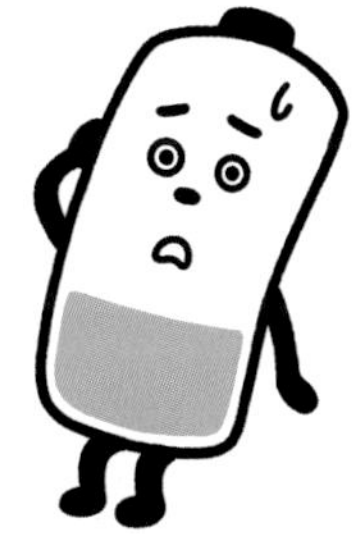

疲れちゃう遺伝子

エネルギーを少しずつ使うが、徐々に疲れてくる

77%

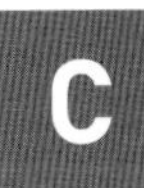

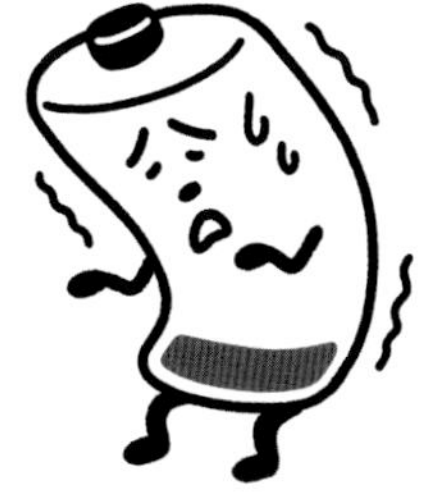

すぐに疲れちゃう遺伝子

エネルギーを一気に使うので、すぐに疲れてしまう

14%

➡ 詳しくは145ページへ

上記数字は、日本人の何%が該当する遺伝子を持っているかを示しています。植前和之の日本人約3000人の遺伝子カウンセリングに基づく数値です。

あなたの6つの遺伝子のタイプがわかりましたか。
このチェックリストは、
あなたがお父さんとお母さんからもらった
2つの遺伝子の状態から判断する
遺伝子検査に基づいています。
正確性は唾液を分析する検査に劣るかもしれませんが、
約3000人のカウンセリング
による傾向とほぼ一致しています。

チェックリストでわかった
あなたの**遺伝子の特性に合わせて、**
健康法やダイエット法を選んで
実践してみてください。

きっと、効果が得られるはずです。
これまで結果が出なかったのは、
あなたのせいではないはずですから。

遺伝子はあなたの人生に大きな影響を与える存在です。
どんな遺伝子を持っているかで
あなたのライフスタイルが
大きく変わってしまう可能性があります。

遺伝子を知ることは
あなたの人生を好転させる
第一歩なのです。

注意!!

なお、本書の遺伝子チェックは
できるだけ正確にという前提ですが
時には当てはまらないケースもあります。
実際にトライしてみて
思うような結果が出ない場合は
専門の機関で遺伝子検査を受けるか
医師にご相談ください。
また、現在、医師の診察を受けている方も
医師にご相談ください。

CONTENTS

第2章 メタボ遺伝子

なぜ、同じものを食べても太る人と太らない人がいるのか

第5章 マッチョ遺伝子 理想のボディを最短で実現する方法がわかる……123

第6章 すぐに疲れちゃう遺伝子
日本人のほとんどは生まれつき疲れやすい

第1章

糖質制限遺伝子

糖質制限ダイエットをやっていい人、ダメな人

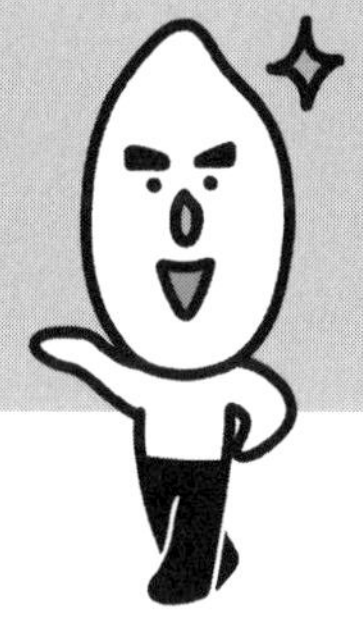

糖質制限ダイエットをしてはいけない人がいる

いまダイエットといえば、ごはんやパン、麺類などを控える「糖質制限」が広く普及しています。「夕食はごはん抜き」「外食でも低糖質メニューを選ぶ」という人も多いことでしょう。

ここ数年で、すっかり健康法やダイエット法の主役になった感があります。しかし、この糖質制限、大きな落とし穴があるのです。**実は、「糖質制限をやってはいけない人」がいるのです。**

効果が思うように出ないばかりか、やればやるほど健康を害してし

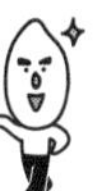

まう恐れすらあります。

自分は糖質制限をやっていいのか、悪いのか。

それがカンタンにわかるのが「糖質制限遺伝子」。

糖質制限遺伝子とは、体の中に摂り込んだ糖質をエネルギーに変える働きを指示する遺伝子です。

私たちの体は、車がガソリンなどの燃料がないと動かないように、エネルギー源となる栄養素を摂り込まなければ生きていくことはできません。糖質は体にとって主要なエネルギー源のひとつです。

人は遺伝子によって、燃費がいい人もいれば、悪い人もいます。

もしも、あなたが燃費の悪い遺伝子ならば糖質を適度に補給しないと、あっという間にガス欠を起こしてしまいます。

後ほど、詳しく説明しますが、人体のガス欠は、健康に大きな影響を与えるのです。

糖質制限遺伝子の指示はタイプによって異なります。

A　糖質制限NG遺伝子…糖質はバンバン使いなさい

B　糖質制限OK遺伝子…糖質は少しずつ使いなさい

C　糖質制限超OK遺伝子…糖質は節約して使いなさい

使い方が違うので、タイプによって1日に消費する糖質量が違ってきます。どのくらいの違いがあるかというと、超OK遺伝子を標準（0キロカロリー）とすると、OK遺伝子はプラス40キロカロリー、NG遺伝子はプラス300キロカロリー。300キロカロリーというと、なんとごはん約2杯分の違いになります。

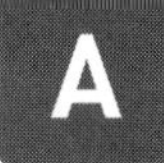

糖質制限NG遺伝子

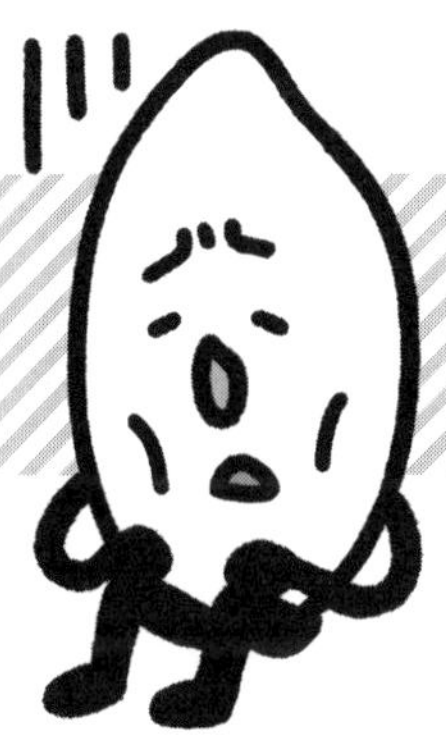

23%

・糖質制限は命の危険につながる恐れ

・少し多めに糖質を摂っても太らない

・ダイエットするなら筋力トレーニング

・ビタミンB群のサプリメントは摂らないほうがいい

・筋肉はつきづらい。目指すなら細マッチョ

B

糖質制限OK遺伝子

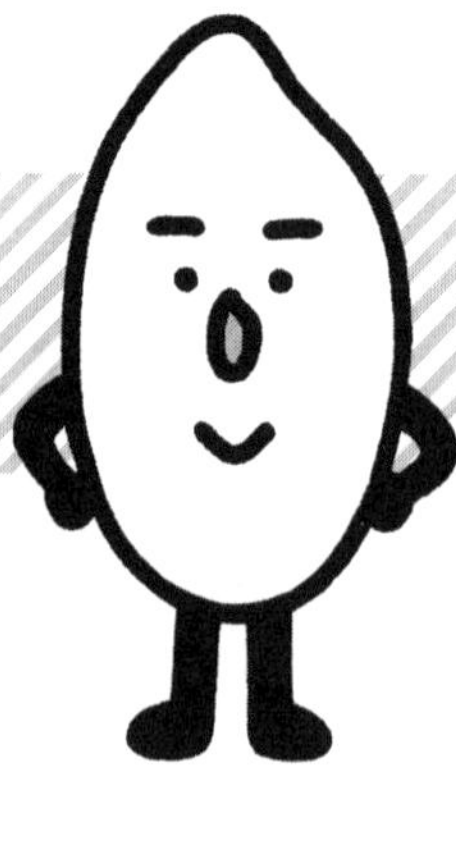

52%

・糖質制限はしたほうがいい

・少し多めに糖質を摂ると太りやすい

・糖質を摂り過ぎると老化を早める

・ダイエットするなら有酸素運動

・サプリを摂るならビタミンB1

C

糖質制限超OK遺伝子

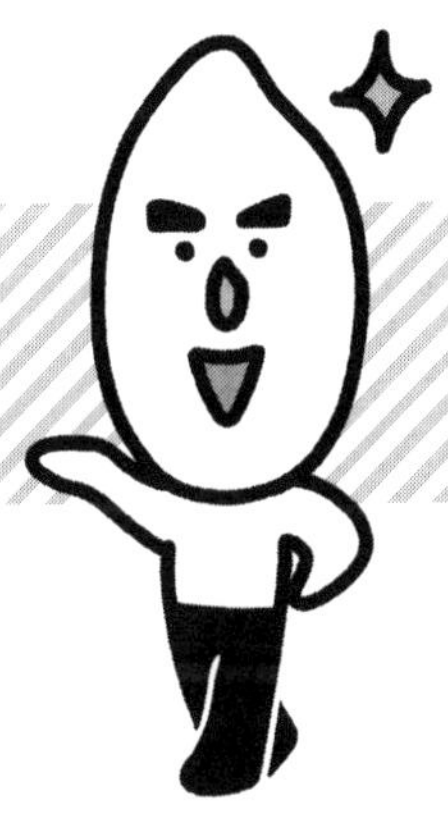

25%

・定期的に糖質制限が必要

・少し多めに糖質を摂るとすぐに太る

・糖質を摂り過ぎると老化を早める

・ダイエットするなら有酸素運動

・サプリを摂るならビタミンB1

糖質制限は人によっては生命を脅かすほど危険

私たちのエネルギー源の約5〜6割を占める糖質を減らせば、誰でも痩せます。なぜなら、糖質が少なくなれば、不足するエネルギーを体内に蓄積している脂肪を分解してつくるからです。世の中にはいろいろなダイエット方法がありますが、糖質制限はもっとも有効な方法といっていいでしょう。

ただし、**糖質制限NG遺伝子の人にはとても危険なダイエット。**やってはいけないといってもいいです。「糖質制限ダイエット」を続けると、生命を脅かすこともあります。

糖質制限NG遺伝子の人は、他の2タイプと比べるとたくさんの糖質を消費します。他の2タイプと同じ糖質量では足りません。加えて糖質制限すると、さらに糖質が不足することになります。この状態が体にとっては大問題なのです。

ひとつは、**一時的に血糖値が基準値を下回ることで、低血糖の症状があらわれます。**

血糖値とは、血液中の糖質（ブドウ糖）の濃度をあらわす数値で、基準値より高ければ高血糖、低ければ低血糖。低血糖になると、異常な空腹感やだるさ、冷や汗や動悸、体の震えを感じるようになります。

最悪の場合は意識障害に陥ることも。

極度に糖質が不足すると誰にでも起きる症状ですが、糖質を大量に消費するNG遺伝子の人が糖質制限すると、そのリスクが常にあるということです。意識障害にまで陥ると脳に影響を及ぼし認知症につながることもあります。

もうひとつは、**糖質が極端に不足すると筋肉が減少します。**

糖質からつくるエネルギーが不足すると脂肪を分解する話をしましたが、それでも足りないときは、筋肉にあるたんぱく質を分解してエネルギーをつくります。

筋肉は、体の中でエネルギーを消費する最大の器官。少なくなれば、それだけエネルギー消費が減少します。摂った糖質を使い切れない体、つまり、太りやすい体をつくってしまうことになるのです。

私がカウンセリングしたなかで、あるひと組の夫婦がいました。奥さんの糖質制限ダイエットに付き合って旦那さんもはじめたところ、旦那さんのほうだけ体調を崩してしまいました。遺伝子検査をしたところ、奥さんは超ＯＫ遺伝子で、旦那さんはＮＧ遺伝子。糖質制限してはいけない遺伝子の持ち主の旦那さんの体調が悪くなるのは当然だったのです。

たとえ夫婦でも、遺伝子が異なれば、食事において気をつけることも違ってくるのです。

糖質制限NG遺伝子の人は人よりごはん2杯多く食べていい

糖質制限ダイエットがここまで流行している理由のひとつは、糖質を摂ると太ると考えられているからでしょう。

これは間違い。太るのは、単に摂り過ぎているから。三大栄養素のひとつでもある糖質は、摂らなければ生きていくことはできません。必要以上にごはんやパン、甘いものを食べているから太るのです。

エネルギー源として使い切れなかった糖質は、脂肪として蓄えられます。これは、人間の体に備わっている危機管理システム。食べるものがなくなったときの備えです。

わざわざ糖質を脂肪に変えるのは、そのほうが効率がいいから。糖質1グラムからつくれるエネルギー量は4キロカロリー、脂肪1グラムからは9キロカロリー。脂肪のほうが、糖質の2倍以上も効率よくエネルギー源を備蓄しておくことができるのです。

糖質の摂り過ぎが太る原因と考えると、糖質を節約せずにバンバン使う**糖質制限NG遺伝子の人は、超OK遺伝子やOK遺伝子の人より、多めに糖質を摂ってもいい**ことになります。その差は、ごはん約2杯分。白米大好き日本人としてはうれしいタイプですよね。

このNG遺伝子は、日本人の場合、約23%が該当します。そして超OK遺伝子が25%、OK遺伝子は52%になります。

糖質を摂り過ぎると老化が早くなる

糖質が悪者にされている理由は、太る以外にもうひとつあります。それは、「糖化現象」です。

エネルギーとして使われなかった糖質の多くは脂肪として蓄えられますが、一部は体の中にあるたんぱく質と結びついて、老化を早めるＡＧＥｓ（終末糖化産物）という物質をつくります。

糖化現象が起きると、体のさまざまなところに老化症状があらわれるようになります。

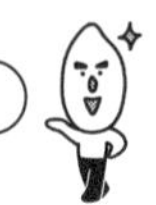

例えば、肌にシミやくすみ、しわがあらわれ、髪はツヤやハリがなくなります。**糖化が血管や内臓に影響を与えるようになると、症状はさらに深刻**です。

血管が傷つけられると動脈硬化が進行し、心筋梗塞や脳梗塞などの発症リスクが高まります。腎不全に陥ったり、白内障や網膜症につながることもあります。最近の研究では、認知症との関連性もわかってきました。

糖化現象を引き起こすのは、太ることと同じように糖質の摂り過ぎが原因。糖質制限で糖質の量をコントロールするのは、間違った健康法ではありません。

糖質制限NG遺伝子の人は筋トレでどんどん痩せる

糖質制限NG遺伝子の人が痩せたいなら、筋力トレーニング（筋トレ）がおすすめです。

ダイエットの基本は、食事制限と運動。その運動で効果があるといわれるのが、ウォーキングやジョギング、エアロビクスなどの有酸素運動です。**有酸素運動は、体内に溜め込んだ脂肪を燃焼してくれます。**

有酸素運動のエネルギー源となるのは糖質と脂肪です。運動の最初の段階で多く使われるのは、すぐにエネルギーに変換できる糖質。そして運動時間が長くなるほど血中の糖質が少なくなり、脂肪を燃焼して エネルギー源として使うようになります。

脂肪が多く使われるようになるのは、運動をはじめてから約20分後といわれています。

実は、**有酸素運動の前に筋トレを行うと、早く脂肪を燃焼することができます。**というのは、無酸素運動である筋トレのエネルギー源は糖質だからです。つまり、筋トレで糖質を使えば、20分もかからずに脂肪燃焼がはじまるということです。

その点、**糖質を大量に消費するNG遺伝子の人は、他の2タイプと比べると有利。**あっという間に糖質を使い切ることができるので、それだけ早く脂肪を燃焼することができます。

最近の野菜は食べ過ぎると太るから要注意

糖質制限超ＯＫ遺伝子とＯＫ遺伝子の人には、健康やダイエットのために糖質制限は有効です。ただし、極端な糖質制限はＮＧ遺伝子の人と同じように体を壊すことになります。

超ＯＫ遺伝子やＯＫ遺伝子の人が糖質制限に加えて気をつけてほしいのが、食材選び。

糖質制限の対象となるのは、砂糖やはちみつ、それから白米やパン、うどん、じゃがいも、そして果物、甘いお菓子などでしょうが、対象

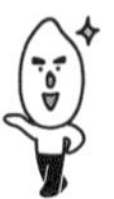

外となりそうな野菜にも注意が必要です。

あなたは、甘くて食べやすい野菜が増えていると気づいていますか。ニンジンもたまねぎも、昔よりはるかに食べやすくなっています。これは、**野菜に含まれる糖質が品種改良によって増えている**からです。野菜だからと安心して食べ過ぎると、ごはんを減らしても糖質制限効果がなくなってしまいます。

炭水化物の糖質化も進んでいます。じゃがいもやさつまいもなどの穀物類も、甘くておいしくなりました。炭水化物は糖質と食物繊維で構成されていますが、最近ではほとんど糖質になってきています。

糖質を食物繊維と一緒に摂るのと、糖質だけを摂るのでは、体に与える影響は大きく違います。
体の中に摂り込まれた糖質は、糖（ブドウ糖）に分解されて血液中に運ばれます。そうすると、すい臓からインスリンというホルモンが分泌されて、脳や肝臓、筋肉などの各組織のエネルギー源として吸収されます。問題は、血液中に運び込まれる糖の量とスピード。

短時間に大量の糖が運び込まれると、一気に血糖値が上がります。

これを「血糖値スパイク」といいます。血糖値スパイクが起きると、まず、トゲトゲの形をしている糖が血管を傷つけることになります。

次に、インスリンが大量に分泌されるため、あとから使う予定だった糖まで、どんどん脂肪として蓄積します。それでも余ってしまう糖

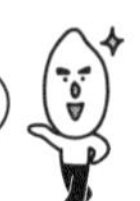

は、糖化現象を引き起こします。実は、**糖化は、食後約1時間以内の現象で、糖が余っていなければ起きません。**

炭水化物でいうと、糖質の分解スピードをゆるやかにしてくるのが食物繊維。だから、炭水化物の糖質化は危険なのです。**白米より玄米が体に良いといわれるのは、食物繊維が多いから**でもあります。

あらゆる食材に含まれる糖質の糖への分解スピードを数値化したのが、「GI値（グリセミック指数）」。数値の低い食品ほど、血糖値スパイクを起こさない食材といわれています。

健康やダイエットのために糖質制限を行うときは、単に糖類や炭水化物を減らすだけでなく、GI値にも気を配るようにしましょう。

糖質制限NG遺伝子の人はビタミンB群のサプリも厳禁

健康のためにサプリメントを摂る人もいますが、糖質制限NG遺伝子の人が摂ってはいけないサプリメントがあります。

糖をエネルギーに変える働きを促進させるB群のひとつB1は、糖質制限超OK遺伝子やOK遺伝子の人には効果的ですが、**NG遺伝子の人には糖質を減らした状態でのB群サプリは逆効果。**空腹時にビタミンB群を多く摂ると、皮膚の弱い部分に赤い湿疹が出る（ナイアシンフラッシュ）場合があります。最悪、低血糖状態に陥ります。

第2章

メタボ遺伝子

なぜ、同じものを食べても太る人と太らない人がいるのか

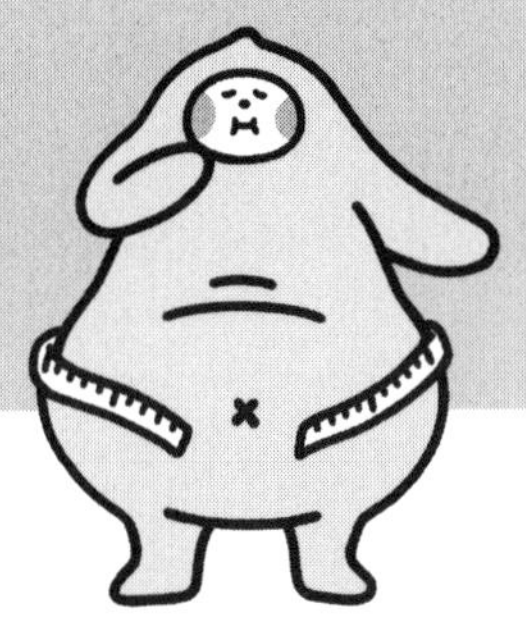

遺伝子によって脂肪を燃やす能力が違う

脂っこいものを同じように食べたのに、私だけ太った。

ジョギングをはじめたのに、ほとんど体重が落ちない。

見た目は細いのに、内臓脂肪が多い。

同じ食生活をしているようでも、同じダイエットをしているようでも、友人や同居人などとは結果がまったく違うことに納得できない人がいると思います。

「私の努力が足りない」なんて思わないでください。結果が違うのは、

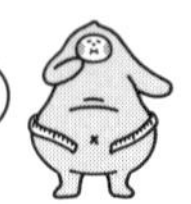

脂肪を燃やす能力に違いがあるからなのです。

それがカンタンにわかるのが、あなたの「メタボ遺伝子」。

メタボ遺伝子は、体に摂り込んだ脂肪やいざというときのために溜め込んでいる脂肪を、エネルギーに変える働きを指示する遺伝子です。

脂肪を燃焼してエネルギーをつくるには、脂肪を燃やせるように分解するひと手間が必要です。このひと手間が上手な人と下手な人がいるのです。

もちろん、上手な人のほうが脂肪燃焼はスムーズ。さくさく脂肪からエネルギーをつくって、溜め込んでいる脂肪をどんどん消費します。

ひと手間の段取りレベルはタイプによって異なります。

A　NOメタボ遺伝子…てきぱき脂肪を分解する
B　ゆるやかメタボ遺伝子…ゆっくり脂肪を分解する
C　即メタボ遺伝子…のんびり脂肪を分解する

体脂肪を燃やす能力にどれくらいの違いがあるかというと、NOメタボ遺伝子の人を基準にすると、ゆるやかメタボは1日でマイナス170キロカロリー、即メタボは1日でマイナス210キロカロリー。

つまり、**同じ量の脂質を摂ったとすると、ゆるやかメタボと即メタボの遺伝子の人は、NOメタボ遺伝子の人より毎日200キロカロリー前後の脂肪を燃焼できずに蓄積してしまう**ということです。

200キロカロリーを脂肪に換算すると、約22グラム。1年にすると、約8キログラムの脂肪が体に蓄えられることになります。

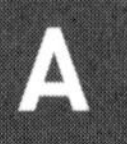

NOメタボ遺伝子

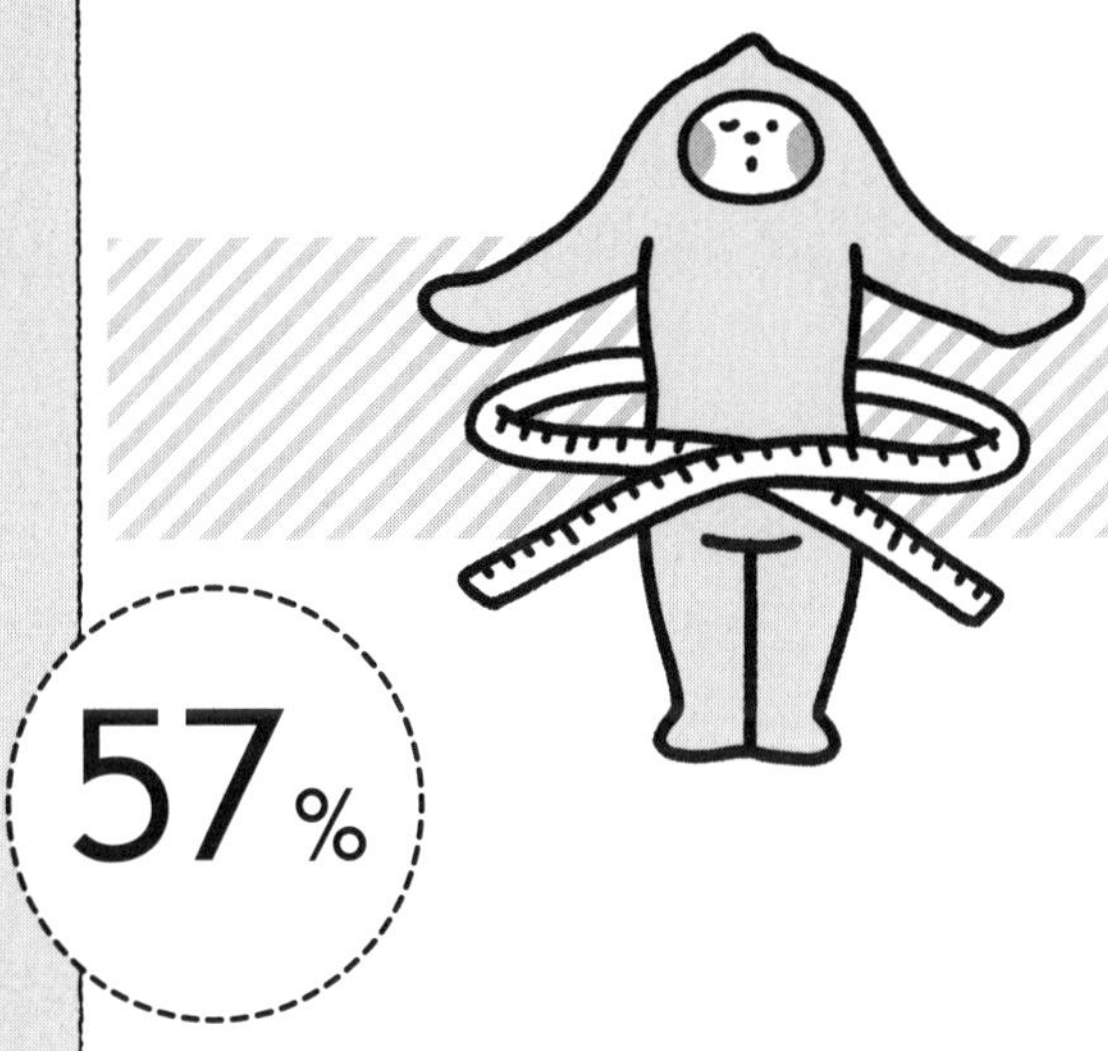

57%

・脂肪を燃焼する能力が高い

・メタボになりにくい

・有酸素運動のダイエット効果が高い

・動物性の脂質の摂り過ぎには注意する

B

ゆるやかメタボ遺伝子

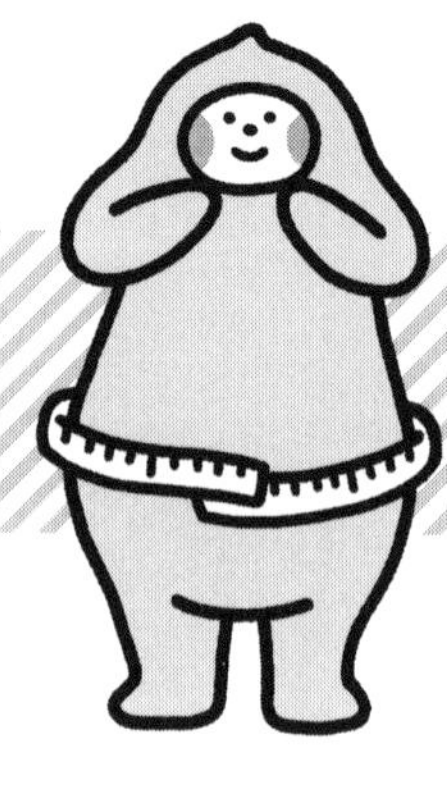

36%

・脂肪を燃焼する能力が低い

・メタボになりやすい

・有酸素運動だけでは痩せられない

・ダイエットは①筋トレ②有酸素運動の順で

・その日に摂った脂質は、その日に消費しないと太る

C

即メタボ遺伝子

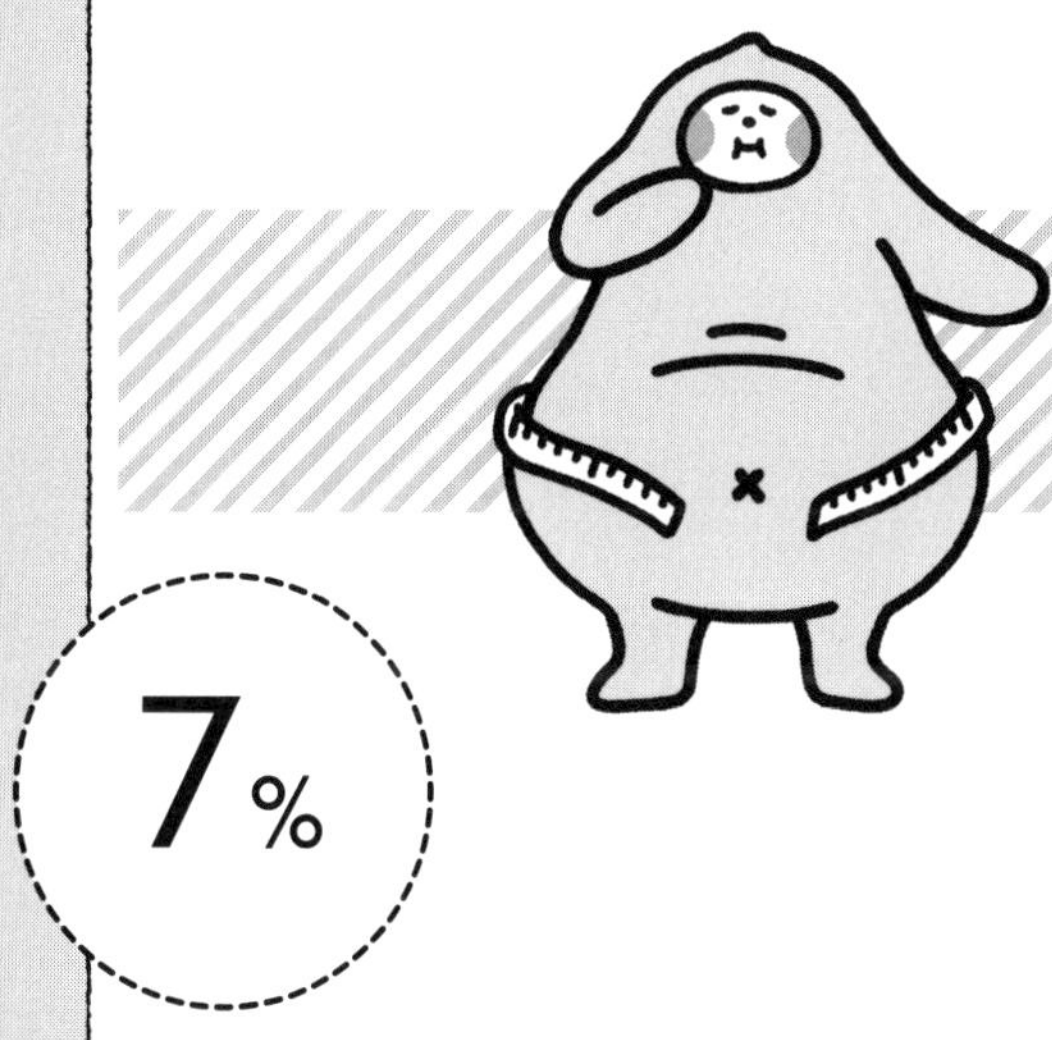

7%

・脂肪を燃焼する能力がかなり低い

・気をつけないとメタボになる

・有酸素運動だけでは痩せられない

・ダイエットは①筋トレ②有酸素運動の順で

・その日に摂った脂質は、その日に消費しないと太る

日本人は欧米人より内臓脂肪が溜まりやすい

脂肪を燃焼する能力が低いといわれて、すぐにイメージするのがメタボリックシンドローム（以下メタボ）ではないでしょうか。実際、遺伝子分類名でわかるように、同じような食生活を続けると、NOメタボ遺伝子の人より、ゆるやかメタボ、即メタボ遺伝子の人のほうがメタボになる確率は高くなります。

タイプ別の特徴の前に、メタボについて整理しておきましょう。

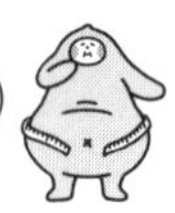

メタボとは、単にお腹まわりが大きくなっているだけでなく、血圧が高かったり、血糖値が高かったりなど、生活習慣病の発症のリスクが高くなっている状態のことをいいます。

日本では、腹囲が男性なら85センチ以上、女性なら90センチ以上で、血圧、血糖値、脂質のうち2つが基準値から外れているとメタボと診断されます。

基準値は、血圧は収縮期130（mmHg）以上、拡張期85（mmHg）以上、血糖値は空腹時血糖が110（mg）以上、脂質は中性脂肪が150（mg）以上、HDLコレステロールが40（mg）以上になります。

日本のメタボ診断で重視しているのは、内臓のまわりに脂肪が溜まる「内臓脂肪型肥満」。日本人は、欧米人に比べ、軽度の肥満でも内臓脂肪が溜まりやすいといわれています。ゆるやかメタボや即メタボ遺伝子の人はなおさら。

タイプ分類で紹介した脂肪燃焼力の数値は、日本人が対象。つまり、**日本人の半数近くが、ゆるやかメタボと即メタボ遺伝子に分類されており、脂肪を燃やす能力がかなり低い**ということです。ちなみに各タイプの割合は、NOメタボ57%、ゆるやかメタボ36%、即メタボ7%になります。

メタボの人は、糖尿病を発症するリスクが通常の7~9倍、心筋梗塞や脳卒中を発症するリスクは約3倍ともいわれています。ゆるやかメタボと即メタボ遺伝子の人は要注意です。

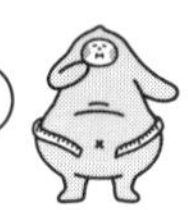

メタボ遺伝子の敵は油ではなく、脂

メタボ遺伝子に限らず、遺伝子の影響がいちばん出てくるのが、40歳過ぎ。つまり、ゆるやかメタボや即メタボ遺伝子の人が40歳を過ぎても、運動もせず、若い頃と同じような食生活を続けていると、すぐに内臓脂肪がつくということです。

メタボを回避するには、なにより、**肉類に含まれる脂や、バターなどの高脂肪の乳製品といった「脂質」を摂り過ぎないこと。**しかし、脂肪を燃やす能力が低いにもかかわらず、日本人は脂質を摂り過ぎているようです。

厚生労働省の調査によると、２０１６年には**成人男性の約３割、成人女性の約４割が脂質の摂り過ぎ**であることがわかりました。

といって、糖質と同じように、三大栄養素のひとつである脂質を極端に制限するのは健康リスクを高めるだけ。そもそも脂質には、摂らなければいけない脂質と、摂り過ぎると悪い脂質があります。

あぶらには「脂」と「油」がありますが、**私たちの体に欠かせないのは、月ヘンの「脂」ではなく、サンズイの「油」**。脂の代表は肉類やバター類、油の代表は植物性や魚から摂れる油になります。

脂質が三大栄養素といわれるのは、エネルギー源になるだけでなく、

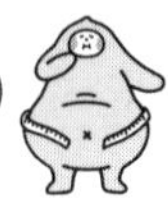

ホルモンや体をつくる全細胞の膜の材料にもなるからです。ここで使われるほとんどが、サンズイの油。

脂質を制限するといって油を摂らないと、髪はパサパサ、肌はカサカサ。ホルモンをうまくつくれず、女性は生理が止まる場合さえあります。さらにいえば、油には血液中の中性脂肪やコレステロールを低下させる働きもあります。

一方、**脂はというと、もっぱら非常時のためのエネルギー源。**皮下脂肪や内臓脂肪など、すでに体内に蓄えているものなので、極論すると、しばらく摂らなくてもいい栄養素なのです。

しかも、摂り過ぎると血液中の中性脂肪やコレステロールを増加させてしまうことになります。

女性にも内臓脂肪型の肥満が増えている

遺伝子に関係なく、おすすめできないのがトランス脂肪酸。

トランス脂肪酸は脂の仲間で、マーガリン、ショートニング、ファットスプレッド、食用植物油、加工油脂と表示されているものに含まれています。

その含有量は商品によってばらつきがあります。またショートニング（動物油や植物油を原料としたクリーム状の食用油脂）はバターやラードの代用品として広く利用され、菓子類にはほとんど入っていて、

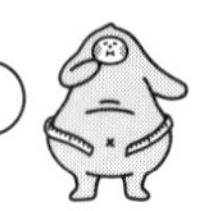

サクサクといった食感を生み出しています。

食品から摂る必要のない脂といわれているにもかかわらず、さまざまな食品の材料となっています。摂るなといわれても難しいですよね。

しかし、**トランス脂肪酸を摂ると確実に内臓脂肪が増えます。**なぜなら、動物やバターなどの脂より、トランス脂肪酸の脂は燃焼しづらいからです。

それどころか、**悪玉コレステロールを増やして、善玉コレステロールを減らすといわれ、多量に摂り続けると、動脈硬化などによる虚血性心疾患のリスクが高くなる**という報告もあります。

ちなみに植物性や魚の油は体のあらゆるところで使われるため、そもそも溜まることがありません。

昔の日本人の肥満体形は、男性が内臓脂肪型肥満、女性が皮下脂肪型肥満でした。しかし、最近の若い人には、**女性も内臓脂肪型肥満が増えてきています。**

私はパーソナルトレーナーをしていた頃、女性の体脂肪率を、体形を見ただけで当てることができていました。それがある時期から当たらなくなってきたのです。どう見ても22％くらいの体脂肪なのに、測ると28％前後。体脂肪率が6％も違うとまったく違う体形に見えるはずなのですが……。原因は内臓脂肪でした。

幼い頃からトランス脂肪酸を摂る食生活を続けたことで、一見細く見えても内臓脂肪がついてしまったのではないかと考えています。

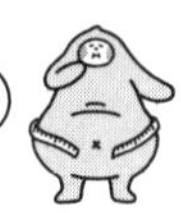

有酸素運動をいくら行ってもなかなか痩せない人がいる

欧米人に比べて脂肪を燃焼する能力が劣る日本人。体に溜まった脂肪を減らしたり、メタボにならないようにするには、糖質を制限するより動物性の脂質を制限するほうが向いています。

メタボ遺伝子は3タイプに分かれますが、**脂質制限をしてはいけない遺伝子はひとつもありません。**ただし、メタボ予防はできても、ダイエットを目的とすると、ゆるやかメタボと即メタボ遺伝子の人は、簡単に痩せることができません。

というのは、有酸素運動の効果が期待できないからです。

脂肪を燃やす能力が低いということは、有酸素運動で脂肪を燃焼しようとしても、やはり段取りが悪く、NOメタボ遺伝子の人のようにさくさく脂肪を燃焼できません。

ゆるやかメタボと即メタボ遺伝子の人でも、有酸素運動を続ければ痩せることはできるのですが、気が遠くなるほど長時間続けなければ脂肪が燃えてくれないのです。

ゆるやかメタボと即メタボ遺伝子の人が痩せるためには、①筋トレ②有酸素運動の順番が鉄則。筋トレで糖質を十分に使ってから有酸素運動に取り組めば、効率は悪くても早い段階から脂肪を燃やすことができます。

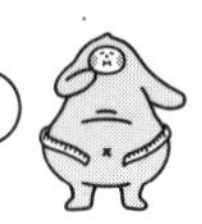

また、筋トレで筋肉量が増えると基礎代謝が上がることになるので、少しずつですがダイエット効果を期待できます。

間違っていけないのは順番。①有酸素運動②筋トレだと効果を期待できません。有酸素運動で糖質をある程度使った後に筋トレすると、エネルギー不足で筋力をつけるほどのトレーニングを続けられないからです。段取りが悪くて脂肪がうまく燃えなければ、筋力アップができずに痩せる体もつくれないということです。

運動習慣がない人に筋トレはハードルが高いように思うかもしれませんが、スクワットや腹筋運動など軽いトレーニングで十分。**スクワットを10回行ってからジョギングをはじめるだけでもダイエット効果が違ってきます。**

その日に摂った脂質はその日に消費しないと太る

ゆるやかメタボと即メタボ遺伝子の人は、その日に摂った脂質はその日に消費しなければ太ると思ってください。

メタボになりたくないなら、自分が太る体質であることをしっかり自覚するのが肝心です。それを前提として、目の前のものを食べるかどうか考えるようにしましょう。

脂が少しでも含まれる食品は、たとえ糖質が多くても脂質を摂っ

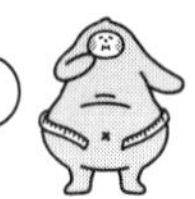

ているか判断することです。糖質と同量の脂質が含まれているとしたら、それはもはや脂質食品。なぜなら、脂質のほうが糖質に比べて2倍以上のカロリーがあるからです。

ケーキもカツサンドも、糖質ではなく脂質、コーヒーチェーンで提供されるフローズンドリンクなども脂質。フラッペとカプチーノからつくった造語の甘い飲み物は、私にいわせれば、豚骨ラーメンのスープに砂糖を入れたようなものです。

そういう見方で食べ物をとらえるようにすると、いまよりは脂質を控えることができるはずです。もしかすると、いままで大好物だった食べものが食べられなくなるかもしれませんが……。

口から入る脂を減らすサプリがある

究極のメタボ対策には、脂質の吸収を抑えるガルシア、ギムネマなどの成分を含む脂質ブロックサプリがあります。

ただし、**サプリメントを摂っているからといって、溜め込んだ脂肪が落ちるわけではありません。**脂質ブロックサプリは、あくまでも口から入る脂質をいくらか抑制するだけ。

月へンの脂を極力控え、筋トレ↓有酸素運動を続ける。これが、脂肪を燃やす能力が低い日本人がメタボにならない近道なのです。

第3章

デブ遺伝子

皮下脂肪が多いのは遺伝子のせいだった！

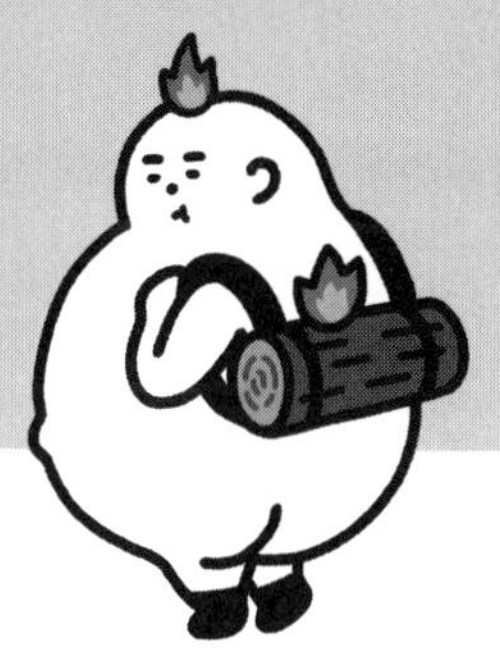

年をとっても太らないのは遺伝子のせい

誰でも30代、40代になって、若い頃と同じ食生活をしていると少しずつ太ってきます。

それは、加齢とともに基礎代謝が落ちてくるからです。

基礎代謝とは生命を維持するための最低限必要なエネルギー量のことで、少なくなればそれだけエネルギー源が余ることになり、脂肪として蓄積されます。

しかし、誰もが落ちるとはいうものの、体形の変化は人それぞれですよね。**若い頃とそれほど変わらない人もいれば、お腹がぽっこりの人もいます。**基礎代謝は同じように落ちてきているはずなのに、この違いはいったい何なのでしょうか。

それがカンタンにわかるのが、あなたの「デブ遺伝子」。

デブ遺伝子は、体温を維持するために熱をつくる働きを指示する遺伝子です。

体温調節機能は、生命を維持するための大切な機能のひとつ。つまり、**熱をつくる能力が低ければ、それだけ基礎代謝も低くなる**ということです。

熱をつくる能力は、タイプによって異なります。

A　すっきり遺伝子…どんどん熱をつくる
B　ぽっちゃり遺伝子…まあまあ熱をつくる
C　でっぷり遺伝子…熱をつくるのが苦手

基礎代謝がどれくらい違うかというと、すっきり遺伝子の人を基準にすると、**ぽっちゃり遺伝子は1日マイナス40キロカロリー、でっぷり遺伝子は1日マイナス100キロカロリー。**

基礎代謝が100キロカロリー低いということは、それだけ脂肪が蓄積されるということ。100キロカロリーを脂肪に換算すると約11グラム。1年で約4キログラム。同じ生活をすると、でっぷり遺伝子の人は、すっきり遺伝子の人より、1年間でそれだけ皮下脂肪が溜まるということです。

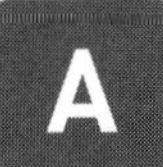

すっきり遺伝子

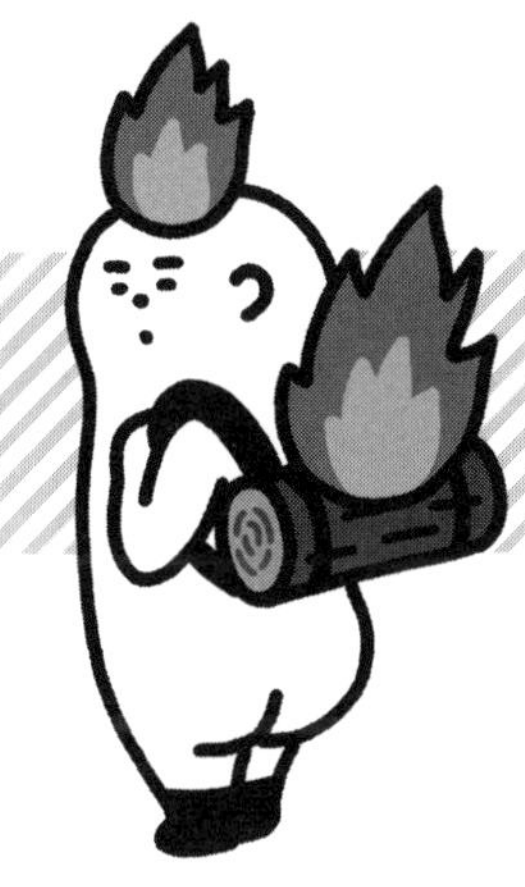

34%

- 熱をつくる能力が高い
- 皮下脂肪がつきにくい
- 40代、50代になってもほっそり体形
- 冷え性になりにくい

B

ぽっちゃり遺伝子

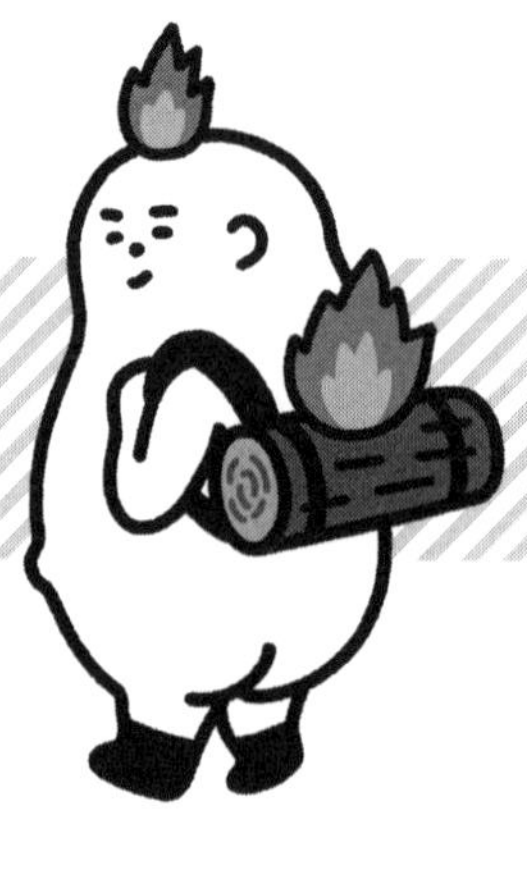

47%

- 熱をつくる能力がやや低い
- 皮下脂肪がつきやすい
- 40代、50代になるとやや太めの体形に
- いったん太ると痩せにくい
- 女性は冷え性になりやすい

郵 便 は が き

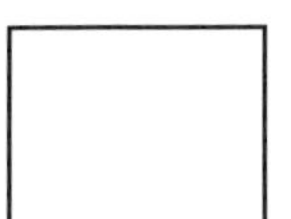

105-0003

（受取人）

東京都港区西新橋2-23-1
3東洋海事ビル

（株）アスコム

めんどうな遺伝子検査をしなくても
自分の遺伝子がわかる本

読者　係

本書をお買いあげ頂き、誠にありがとうございました。お手数ですが、今後の出版の参考のため各項目にご記入のうえ、弊社までご返送ください。

お名前		男・女	才
ご住所　〒			
Tel	E-mail		
この本の満足度は何％ですか？			％
今後、著者や新刊に関する情報、新企画へのアンケート、セミナーのご案内などを郵送またはｅメールにて送付させていただいてもよろしいでしょうか？　□はい　□いいえ			

返送いただいた方の中から**抽選で5名**の方に
図書カード5000円分をプレゼントさせていただきます。

当選の発表はプレゼント商品の発送をもって代えさせていただきます。

※ご記入いただいた個人情報はプレゼントの発送以外に利用することはありません。

※本書へのご意見・ご感想に関しては、本書の広告などに文面を掲載させていただく場合がございます。

●本書へのご意見・ご感想をお聞かせください。

ご協力ありがとうございました。

C

でっぷり遺伝子

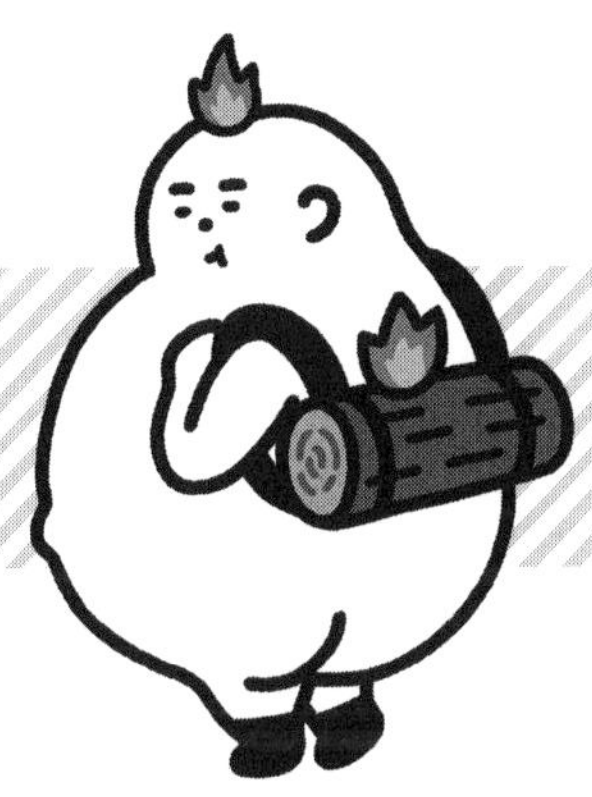

19%

・熱をつくる能力がかなり低い

・皮下脂肪型肥満になりやすい

・40代、50代になると太めの体形に

・いったん太ると痩せにくい

・冷え性になりやすい

基礎代謝が高ければそれだけで太りにくい体

太るか、太らないかは簡単な数式で判断できます。（摂り込んだエネルギー）－（使ったエネルギー）。これがプラスならエネルギー源が余ることになるので太ります。マイナスなら、溜め込んである脂肪を使うことになるので痩せます。

世の中にはいろいろなダイエット方法がありますが、考え方としては摂り込むエネルギーを減らすか、使うエネルギーを増やすかの二択。糖質制限や脂質制限は前者、運動によるダイエットは後者と

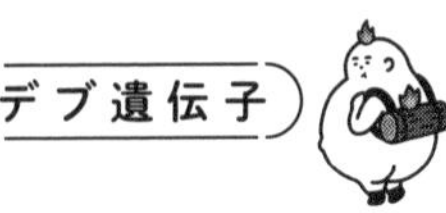

いうことになります。

糖質制限遺伝子やメタボ遺伝子のタイプによって太りやすい、痩せやすい体質になるのは、使うエネルギーに差が出てくるからです。デブ遺伝子もそのひとつです。

エネルギーの用途は、主に3つに分類されます。

ひとつは体を動かすためのエネルギー、もうひとつは食べたものを消化するためのエネルギー、そして、体温を維持したり、心臓を動かしたり、呼吸をしたりなど生命を維持するためのエネルギー。

3番目のエネルギーは**「基礎代謝」**といわれ、ただ生きているだけでも消費されるエネルギーで、**私たちが1日に消費するエネルギー**

のうちの約6～7割を占めています。つまり、基礎代謝が高ければ、それだけ太りにくい体だということです。

ただし、残念なことに**基礎代謝のピークは、10代後半。その後は、加齢とともに少しずつ低下します。**それでは、若い頃と比較して次の項目をチェックしてみてください。

□体温が低い、血圧が低い
□少し食べても太りやすい
□顔色が悪く、肌も荒れやすい
□疲れやすく、寝ても疲れが抜けない
□むくみやすい
□手足が冷える

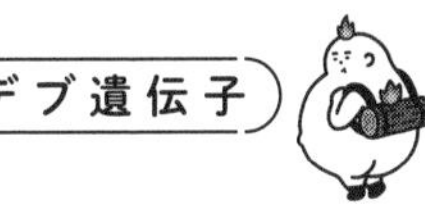

□頭痛、肩こり、腰痛がある
□あまり汗をかかない
□体を動かすことが少ない
□生理不順、生理痛がひどい

該当項目が多ければ多いほど、基礎代謝が低下しています。

この**基礎代謝に差が出てくるのが、デブ遺伝子。**私たちの体は生命を維持するために体温を36度前後で維持していますが、そのためには熱をつくる必要があります。その能力差がデブ遺伝子のタイプ分類。**熱をどんどんつくれるすっきり遺伝子の人はエネルギーをよく使うため、他の2タイプに比べて太りにくい体なのです。**

冷え性になりやすい人は太りやすい

デブ遺伝子のタイプによって、冷え性になりやすいのか、なりにくいのかもわかります。もちろん、熱をどんどんつくれるすっきり遺伝子の人がもっとも冷え性になりにくく、でっぷり遺伝子の人が冷え性になりやすいといえます。

男性ならでっぷり遺伝子、女性ならでっぷり遺伝子とぽっちゃり遺伝子の人は、手足の冷えを感じることが多いと思います。男性と女性とで差があるのは、筋肉量の違い。筋肉には熱をつくる力がある

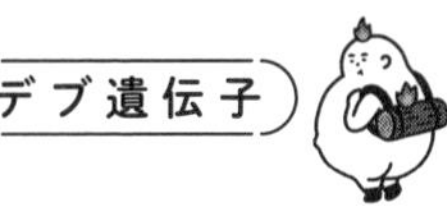

ため、相対的に筋肉量が多い男性のほうが、冷えを感じることは少なくなります。

ここで疑問が生まれましたよね。デブ遺伝子はどこに指示を出しているのか？ **デブ遺伝子が熱をつくる指示を出しているのは、褐色脂肪細胞です。**

外からは見えない首の中や内側の筋肉（インナーマッスル）、そして肩甲骨と背骨の間に存在します。実は、赤ちゃんの頃は、この褐色脂肪細胞に全身を覆われています。というのは、赤ちゃんには、たとえば体を震わせるとか、動かすといった筋肉で熱をつくる術を身につけていないからです。赤ちゃんを抱っこするとホカホカと温かいのは、褐色脂肪細胞によるものなのです。

体が冷えると皮下脂肪はどんどん厚くなる

でっぷり遺伝子の人がすっきり遺伝子の人より太りやすいのは、基礎代謝に差があるからだけではありません。熱をつくれなくて体が冷えることで、さらに太ってしまうことになるからです。

体温が下がると血管が収縮して血流が悪くなり、栄養素や酸素などを全身に届ける血液の重要な働きが悪くなります。そのまま放置しておくわけにはいかないので、体は体温を下げないような対策をします。

それが、**皮下脂肪を蓄えて冷えを防ぐ**こと。寒い国で活動してい

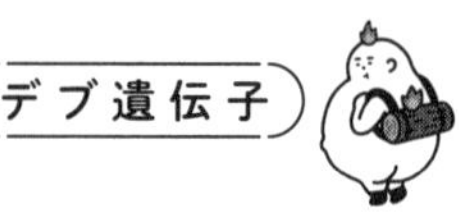

るホッキョクグマやペンギンはまるまるとした体をしていますよね。
あれは、分厚い脂肪の服を着て寒さをしのいでいるのです。

でっぷり遺伝子の人が、いったん太るとなかなか痩せられないのは、冷えを改善できないのが大きな理由なのです。

冷えは万病の元といわれるように、体が冷えるとあらゆる病気にかかりやすくなるといわれます。

血液の循環が悪くなるだけでなく、疲れやすくなったり、腰が痛くなったり、肝機能を悪くしたり、アレルギー症状があらわれたり、胃腸の調子が悪くなったり……、とにかく**冷えは体にとって良いことはひとつもありません。**でっぷり遺伝子の人は、こうしたリスクがあることも自覚しておきましょう。

冷たいシャワーを浴びなさい
脂肪を燃やしたいなら

熱をつくる能力が低いでっぷり遺伝子の人は、肩甲骨と背骨の間にある褐色脂肪細胞を直接刺激して熱をつくることを覚えておいてください。ただでさえ、基礎代謝が低いのですから、エネルギーを使う努力が必要です。また、冷え対策にもなります。

刺激する方法は2つ。

ひとつは、**肩甲骨を大きく動かしてください。**背中の肩甲骨がくっつくように胸を反らしてもいいし、大きく肩を回してもいいでしょう。肩甲骨の動きを確認しながら動作することで、褐色脂肪細胞を刺激することができます。

もうひとつは、**お風呂に入ったときに、肩甲骨と背骨の間にある褐色脂肪細胞に冷たいシャワーをかけてください。**氷を何かに包んで褐色脂肪細胞のところに当てるのもいいでしょう。

そうすると、褐色脂肪細胞だけが冷やされているにもかかわらず、脳は全身が冷えたと判断し、熱をつくる指令を送ります。

いずれも簡単な方法なので、でっぷり遺伝子の人だけでなく、他の遺伝子の人も試してみてください。それだけで、手軽にエネルギー消費を上げることになります。

冷えない生活を心がけて皮下脂肪を遠ざける

熱をつくれない人は、とにかく冷えない生活を心がけること。

たとえば食事。**食材には体が温まるものと冷えるものがあります。**

温まる食材としてもっとも有名なのは、ショウガでしょうか。ショウガに含まれる「ジンゲロール」という辛み成分は、血流をよくし、温かい熱を細部にまで届ける効果があるといわれています。

逆に体を冷やすといわれるのが、トマトやキュウリなどの夏が旬の野菜や果物。最近は旬に関係なく1年中あらゆるものを食べることが

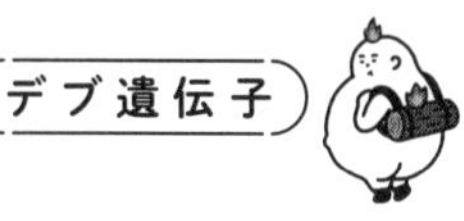

できますが、冬に夏野菜を食べると冷えにつながるので注意しましょう。でっぷり遺伝子の人は、温まる食材を積極的に摂ることです。

体を冷やさないためには、**シャワーではなくお風呂に入ること。**シャワーは、表面は温まりますが芯の部分はかえって冷やすことになるので気をつけてください。できるだけ湯船につかりましょう。

また夏の睡眠時のパジャマにも注意。**薄い生地でかまわないので、できるだけ皮膚を出さないパジャマを着て寝る**ようにしましょう。冷房をつけたまま寝ることが問題なのではなく、皮膚とパジャマの生地の間に空気の層をつくって保温した状態で寝ることが大切なのです。

冷えない生活を心がければ、でっぷり遺伝子の人でも皮下脂肪がつきにくい体をつくることは可能です。

誰でもできる1日マイナス10キロカロリー

遺伝子的に脂肪を燃焼する能力が低い人や熱をつくる能力が低い人は、若い頃と同じような食生活を続けているとどうしても太ってしまいます。しかし、病気でない限り、短期間に急激に太ることはないと思います。**気がついたら太っていた**という感じではないでしょうか。

日本人の30歳以上の体重増加率は、平均で1年に500グラムだといわれています。これは太った人も、太らなかった人も含めた平均なので、太った人はもう少し多いかもしれません。

1年で500グラム増えるということは、単純に365日で割ると、1日ではわずか約1・4グラム。これが脂肪として蓄積されると考えると、脂肪は1グラム9キロカロリーなので、約12キロカロリー。**たったの12キロカロリーオーバーの積み重ねが、10年後の5キロ、20年後の10キロになる**のです。

12キロカロリーを食事で我慢するのなんて簡単です。ごはんを最後にふた口分我慢するだけ。もし食べてしまったとしたら、階段を1段飛ばしで10段昇ればすぐに消費できます。

気づいたら太っていたというのは、遺伝子的な体質もありますが、そんな小さな努力をしてこなかったということ。気にしてこなかったというのが正確でしょうね。

いまの体形を維持したいなら、スポーツジムで頑張って消費しなくても、**日々の食べる量を少し減らすか、階段を1段飛ばしで10段昇るだけで十分。**両方実行すれば、痩せることもできます。**大切なのは〝できることを続けること〟**です。

運動だけで痩せるには、相当な時間がかかります。それに、続けるのもたいへんですよね。だったら無理せず小さなことをはじめたほうがいいと思いませんか。遺伝子的に太る体質なら、なおさら無理なく続けられるほうが結果につながるはずです。

階段昇りでなくても、歯磨きしながらスクワットしたり、最後のひと駅だけつり革に掴まらないで立ったり……。それだけで、でっぷりを防ぐことができます。

第4章

年寄り遺伝子

シミ、しわをこれ以上増やさない方法とは

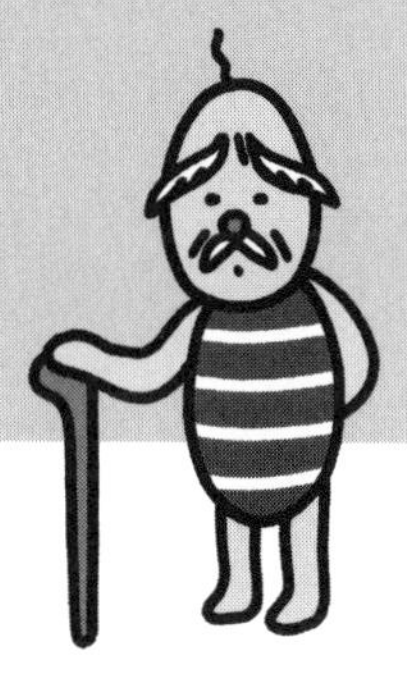

遺伝子のせいでシミやしわが増える

どうして私にはシミやしわが多いの？

他の人と比べると肌のハリも負けているような気がする。

最近は胃の調子も悪いし、風邪をひきやすくなった気がする。

疲れも抜けないし、なかなかやる気も起きない……。

やっぱり年のせいかな、と思っているあなた。まわりを見渡してみてください。**同じ年齢でも若々しく、ハツラツとしている人もいますよね。**この違いはいったい何なのでしょうか？

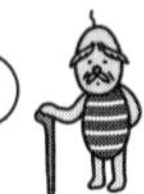

それがカンタンにわかるのが、あなたの「年寄り遺伝子」。

年寄り遺伝子は、体の老化を促進させる活性酸素を余計につくらないような働きを指示する遺伝子です。

活性酸素は体内に侵入してくるウイルスや病原菌などを撃退してくれる、私たちにとっては頼もしい味方です。ところが、増え過ぎると一転、健康な細胞を攻撃する悪者に変貌するという側面があります。

この攻撃を食い止めるのが**抗酸化能力**。

誰にでも備わっている能力なのですが、**残念ながらピークは20代**。加齢とともに徐々に衰えてきます。しかも、もともとの能力が人によって異なります。

それが、同じような生活をしていても、同年齢より老けて見られる一因でもあるのです。

年寄り遺伝子の指示はタイプによって異なります。

A　老化しにくい遺伝子…活性酸素を増やすな

B　老化しやすい遺伝子…指示なし

2つの遺伝子の割合は、約4対6。**5人に3人は、老化しやすい人**なのです。抗酸化能力を高める努力をしない生活を続けていると、年齢を重ねれば重ねるほど、老化しにくい人より、どんどん老けて見られるようになります。

それは外見だけでなく、体の中の老化においても差が出てくるようになるのです。

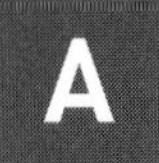

老化しにくい遺伝子

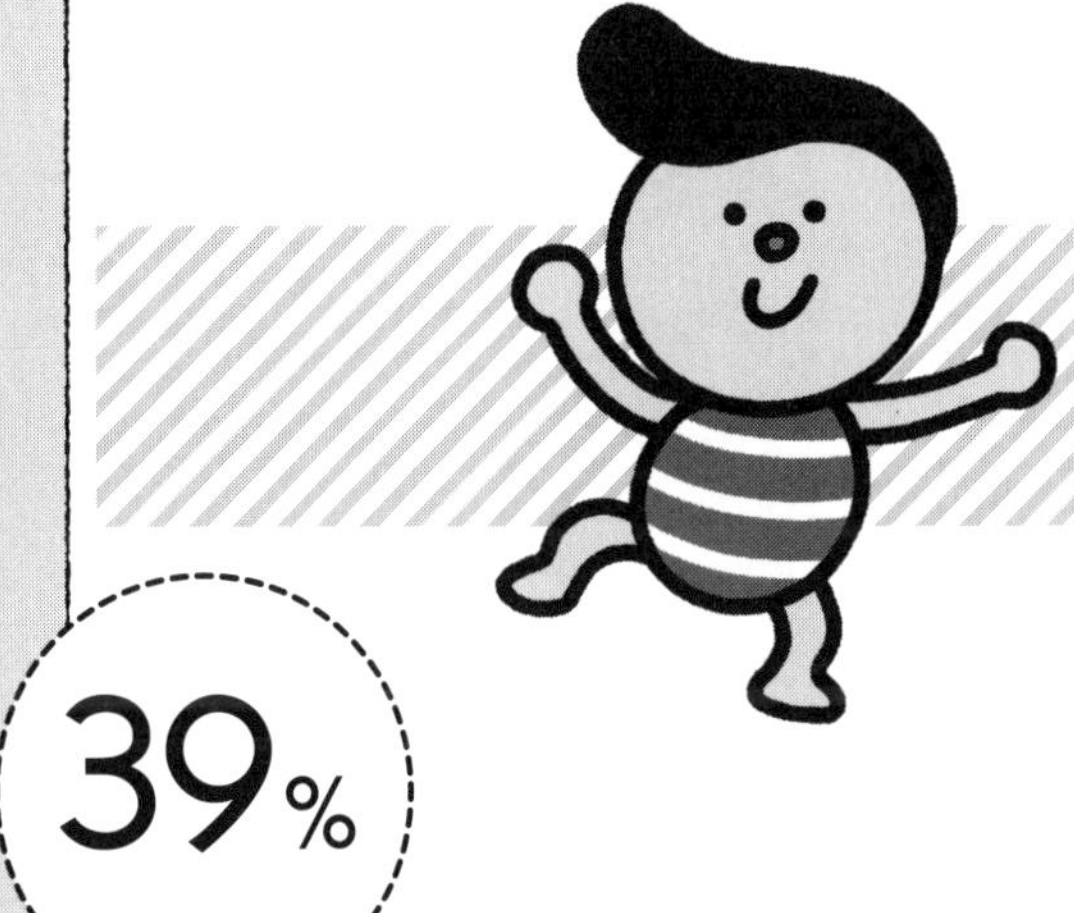

39%

・酸化に対する抵抗力が強い

・年齢より若く見られる

・どんなタイプの化粧品でも肌が荒れない

・同年代と比べると白髪が少ない

B

老化しやすい遺伝子

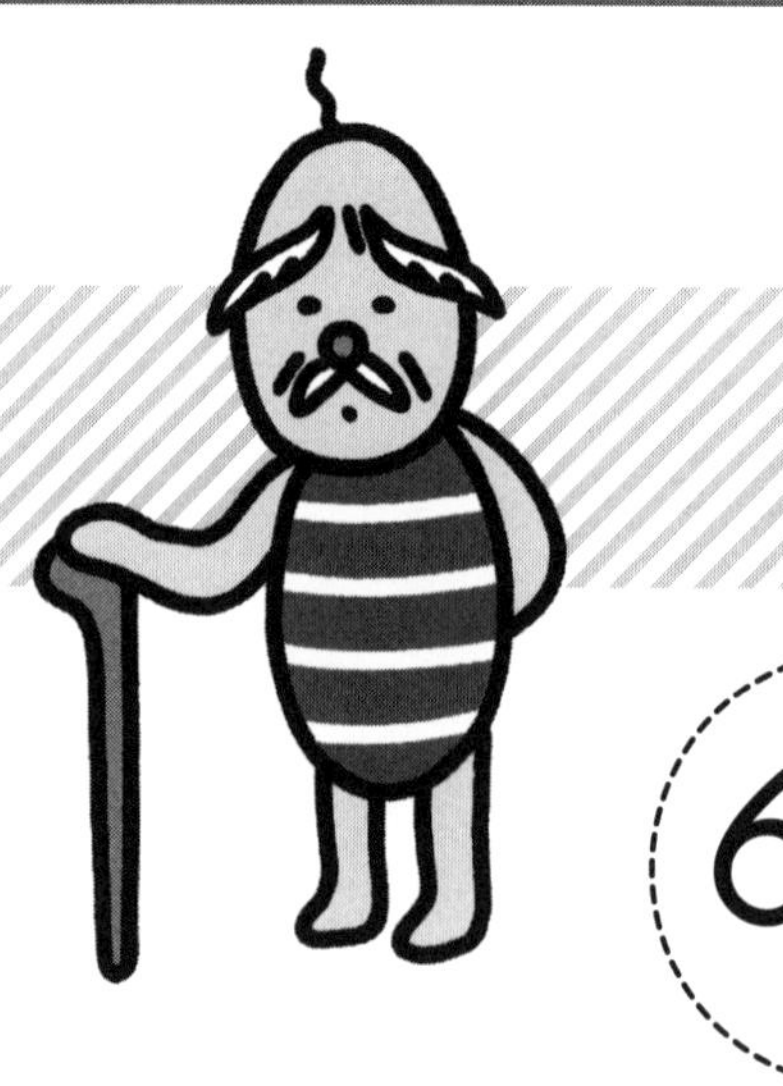

61%

・酸化に対する抵抗力が弱い

・年齢より老けて見られる

・シミやしわができやすい

・化粧品を変えると肌が荒れる

・同年代と比べると白髪が多い

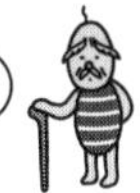

老化現象は体のさびつきが原因

鉄は放置しておくと、さびてボロボロになります。空気中の酸素と鉄が化学反応して「酸化」という現象が起きるからです。人間の体の中でも同じような現象が起きています。

ただし、**体の中で酸化現象を起こすのは、酸素からつくられる活性酸素**。さらにいえば、活性酸素がある一定以上増えなければ、体がさびつくことはありません。

活性酸素は、強力な殺菌能力を持つ酸素で、私たちは摂り込んだ酸素の約2％を活性酸素につくりかえています。目的は、体の中に入ってくるウイルスや病原菌をやっつけるため。**私たちが健康でいられるのは、活性酸素のおかげ**でもあるのです。

ところが、**味方であるはずの活性酸素は、ある一定量を超えると敵になります。**強力な殺菌能力を武器に、なんと自分の健康な細胞を攻撃するようになってしまうのです。

これが、体の中で起きる酸化。さびつくという現象です。

健康な細胞が傷つけられると、体のいたるところに不調があらわれるようになります。肌の細胞がさびつけばシミやしわ、たるみなど見た目の老化がはじまります。筋肉や骨が傷つけられると、衰えを加速

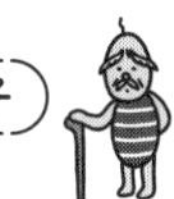

させることになります。

胃腸の細胞を傷つけられれば胃炎や胃潰瘍など胃の調子が悪くなるし、さびつきが進行すると免疫力が低下し、血管が傷つけられ、最悪の場合は脳梗塞や心筋梗塞、がんなどにつながるリスクも高まります。

活性酸素によって引き起こされる酸化現象は、どんどん体を衰えさせます。止めるには、活性酸素の発生を抑えるしかありません。

この能力差が、年寄り遺伝子のタイプ分類。若い頃は、体に備わっている活性酸素を抑えるシステムが元気ですが、加齢とともにその差はくっきりと分かれてきます。老化しやすい遺伝子の人が何もしなければ、体はさびつくばかりです。

運動をし過ぎるとかえって老ける

活性酸素が必要以上に増える要因はさまざま。

加齢だけでなく、仕事や家庭、近隣住民などの間でかかってくるストレス、動物性脂肪の摂り過ぎ、食品添加物の摂取、不規則な生活、過度の飲酒、喫煙、大気汚染など、現代社会は体をさびつかせるリスクばかりが並んでいます。

健康のためにはじめた運動も、激し過ぎると活性酸素を増やすこ

とになります。理由は、運動が激しくなると呼吸量が増えるからです。

運動をしてないときに1回の呼吸で取り込む酸素量は、約200cc。その約2%が活性酸素になります。ところが、運動が激しくなると呼吸回数が増えて呼吸量が増えるうえに、筋肉を使うことで熱が生まれ体温が上昇し、活性酸素への変換率も5〜8%に上昇します。

たとえば、**1回のフルマラソンで、普通の生活の1年分の活性酸素が発生する**といわれています。抗酸化対策をしていなかったり、老化しやすい遺伝子の持ち主だったりすると、それだけで一気に体がさびついてしまいます。

トップアスリートでなくても、学生時代に激しいスポーツを続けていた人は大量に活性酸素を発生し続けていたことになるので要注意。見た目は老けていなくても、体の老化は進んでいる可能性があります。

紫外線も活性酸素を増やす原因になります。

紫外線は1年中、どんな天気のときも降り注いでいて、ピークは5～7月。浴び続けると皮膚に大量の活性酸素が発生し、肌の老化を加速させます。また、皮膚がんのリスクを高めることにもなります。

さらに、**紫外線を大量に浴びると、体に備わっている抗酸化システムの機能が劣化する**という報告もあります。体内で発生する活性酸素を抑えることができなくなるということです。

私たちが生きている現代社会では、何も対策をしないとすぐに体がさびついてしまいます。老化しやすい遺伝子の人にとっては、とても危険な世の中なのです。

●活性酸素をつくる主な要因

①	精神的ストレス
②	偏った食事
③	食品添加物
④	過酸化脂質の多い食品
⑤	喫煙
⑥	飲み過ぎ（飲酒）
⑦	加齢（老化）
⑧	紫外線
⑨	激しい運動
⑩	過度な運動不足
⑪	過労
⑫	肥満
⑬	大気汚染
⑭	排気ガス
⑮	放射線

老化しやすい遺伝子の人は食で老化を止める

老化しやすい遺伝子を持つ人は、いますぐにでも抗酸化対策をはじめるようにしましょう。何もしなければ、あっという間に体のあちこちに老化現象が起きるようになります。

40歳のときに、50歳に見られるのと30歳に見られるのでは大違い。

早めの対応で、年齢相応には見られるようにしましょう。

対策は、まず食事から。抗酸化作用のある成分が含まれている食材

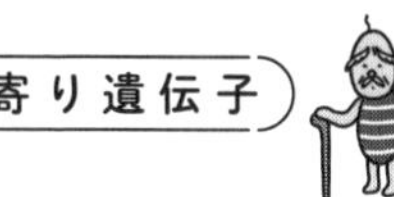

を積極的に摂ることです。

抗酸化力のあるビタミンには、レモン、キウイ、イチゴなどに含まれている**ビタミンC**、アーモンド、大豆、カボチャなどに含まれている**ビタミンE**、ニンジン、キャベツなどに含まれている**ビタミンA**があります。

抗酸化ビタミン以上に期待されているのが、ファイトケミカル。

ファイトケミカルは、食材の苦みや辛み、色素や臭いの強いもの、ネバネバ物質などに多く含まれている成分で、カラフルな色をしていたり、味が濃かったりする野菜や果物に多く含まれています。

ファイトケミカルの中でも注目されているのは、**ポリフェノール**、**カロテノイド**、**含硫化合物**です。

ポリフェノールには、赤ワインやブルーベリーなどに含まれるアントシアニン、チョコレートの原料のカカオ豆に含まれるカカオポリフェノール、緑茶や抹茶に含まれるカテキン、大豆や納豆、豆腐などの大豆類に含まれるイソフラボンなどがあります。

カロテノイドには、ニンジン、カボチャなど緑黄色野菜に含まれるベータカロテン、トマトやスイカなどに含まれるリコピン、ほうれん草やブロッコリーなどに含まれるルテインなどがあります。サケやエビ、カニの色素アスタキサンチンもカロテノイドの一種です。

含硫化合物には、大根やわさびなどの辛み成分に含まれるイソチオシアネート、たまねぎやキャベツに含まれるシステインスルホキシドなどがあります。

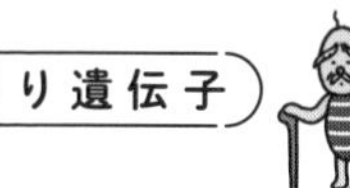

ファイトケミカルは、最近では第7の栄養素として評価が高くなってきています。ちなみに、炭水化物、脂質、たんぱく質が三大栄養素、無機質（ミネラル）、ビタミンを加えて五大栄養素、そして食物繊維とファイトケミカルを加えて七大栄養素といわれています。

ファイトケミカルが発見されたときには、「人類を救う栄養素が見つかった」といわれたほど。その理由は、ファイトケミカルが細胞の修復を行うことが発見されたからでした。

抗酸化作用のある成分は、野菜や果物、魚など、いろいろな食材に含まれています。気をつけるのは、できるだけ化学肥料や農薬を使わずに育てられたオーガニック食材を選ぶことです。

ちょっとした生活習慣で若々しい体を維持する

老化しやすい遺伝子の人は、油断していると体をどんどんさびつかせます。老けないためには、食材選びだけでなく、いろいろな対策を持っておくと安心です。

たとえば、ファイトケミカルの摂り方。

先ほど紹介した**ファイトケミカルの成分は、果物なら実ではなく、皮や種、芯の部分に多く含まれています。**芯は無理かもしれませんが、果物をまるごとミキサーで粉砕して、ジュースで飲むのがいちばん効

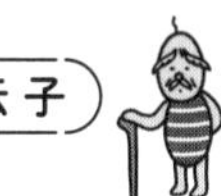

率よくファイトケミカルを摂ることができます。
野菜なら、普段は捨ててしまう皮などをメッシュの袋に入れて煮だしてスープにするのがいいでしょう。加熱しても成分が壊れないのがファイトケミカルの特徴のひとつです。

ファイトケミカルはサプリメントでも摂れます。もちろん抗酸化ビタミンもサプリメントがあります。ただし、あくまでもサプリは不足分を補うためのもの。摂り過ぎは逆に健康を損なう可能性があるので注意してください。
また、日本のサプリは食品扱い。医薬品のように効果・効能が確認されているわけではありません。自分に合うか試してみてから摂るようにしましょう。

その他の対策も、いくつか挙げておきましょう。

・焦げたものは食べない。酸化物を口から入れているようなもの
・酸化した豆から淹れるコーヒーはほどほどに
・肌はもちろん、サングラスなどで眼も紫外線から守る
・有酸素系運動は息が苦しくなるまではしない
・禁煙する
・飲酒は適度な量に留める
・質の良い睡眠を心がける
・なるべくストレスのかからない生活を心がける

こうした**抗酸化対策を生活に取り入れることで、いつまでも若々しい体を維持することができます。**

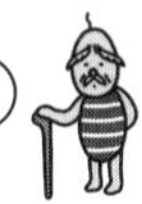

年寄り遺伝子はミトコンドリアで決まる

年寄り遺伝子は、これまで紹介した遺伝子と違い、3タイプではなく2タイプになります。それは、**年寄り遺伝子の働きを決めるのはミトコンドリア**だからです。

ミトコンドリアは人間の細胞の中にある小器官で、人間の遺伝子とは別にミトコンドリア独自に遺伝子（ミトコンドリアDNA）を持っています。

そして、ミトコンドリアDNAを受け継ぐのは母親からのみ。そのため、活性酸素を増やすなという指示が出せるか、出せないかという2タイプに分かれるのです。

ミトコンドリアは母親から100％遺伝するということで、ミトコンドリアを辿れば祖先がわかるといわれています。それをもとに生まれたのが、全人類の最初の一人は約16万年前のアフリカの女性という説です。真偽については定かではありません。

このミトコンドリアの細胞内での役割は、細胞内に取り込んだ酸素と栄養素を材料にエネルギーをつくることです。いってみれば、細胞内のエネルギー生産工場。

活性酸素を余計につくるのか、必要な量だけにするのかの指示は、ここで出されているのです。

第5章

マッチョ遺伝子

理想のボディを最短で実現する方法がわかる

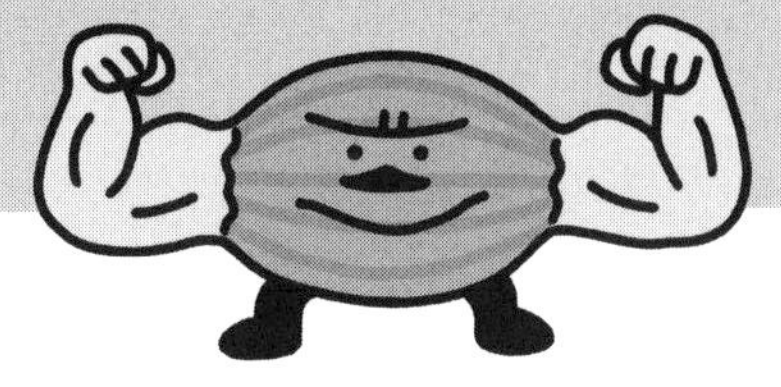

遺伝子によって筋肉のつき方に違いがある

筋肉を増やしたほうが健康にもダイエットにもいい。

なにより筋肉がついているほうがかっこいい。

そう思って筋力トレーニング（筋トレ）をはじめたものの、なかなか思うように筋肉がつかない。筋トレの方法を間違っているのか、量が不足しているのか。

そんな悩みを抱えているあなた。**実は、筋肉はつきやすい人とつきにくい人がいる**のです。正確に表現すると、筋肉が太くなりやす

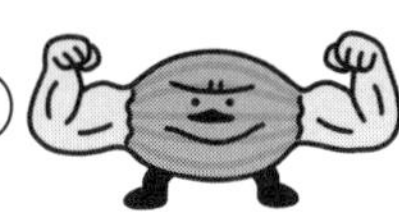

い人と太くなりにくい人がいます。

それがカンタンにわかるのが、あなたの「マッチョ遺伝子」。

マッチョ遺伝子は、太くなりやすい筋肉である「速筋繊維」をよく刺激するように指示を出す遺伝子です。

速筋がよく動けば、どんどん筋肉は太くなります。 つまり、筋トレをすればするほど、みるみるマッチョボディを手に入れることができるのです。

逆に指示をうまく出せないタイプは、筋肉を太くするまでに時間がかかってしまいます。

筋肉のつき方は、マッチョ遺伝子のタイプで異なります。

A　マッチョ遺伝子…筋肉が太くなりやすい

B　自在遺伝子…マッチョにも細マッチョにもなれる

C　細マッチョ遺伝子…筋肉が太くなりにくい

筋肉は加齢とともに細くなります。とくに太ももやお尻などの大きな筋肉は、40歳を過ぎるとどんどん細くなります。太ももの前側にある大腿四頭筋という筋肉は、何もしなければ、80歳になると30歳の頃の約半分になるといわれています。

筋肉が衰えて自分で動けなくなったり、転倒して骨折したりしたら、その後の人生は楽しくないですよね。そうならないためにも、自分のマッチョ遺伝子に合ったトレーニングをはじめることです。必ずしもマッチョになるのがすべてではありません。

A

マッチョ遺伝子

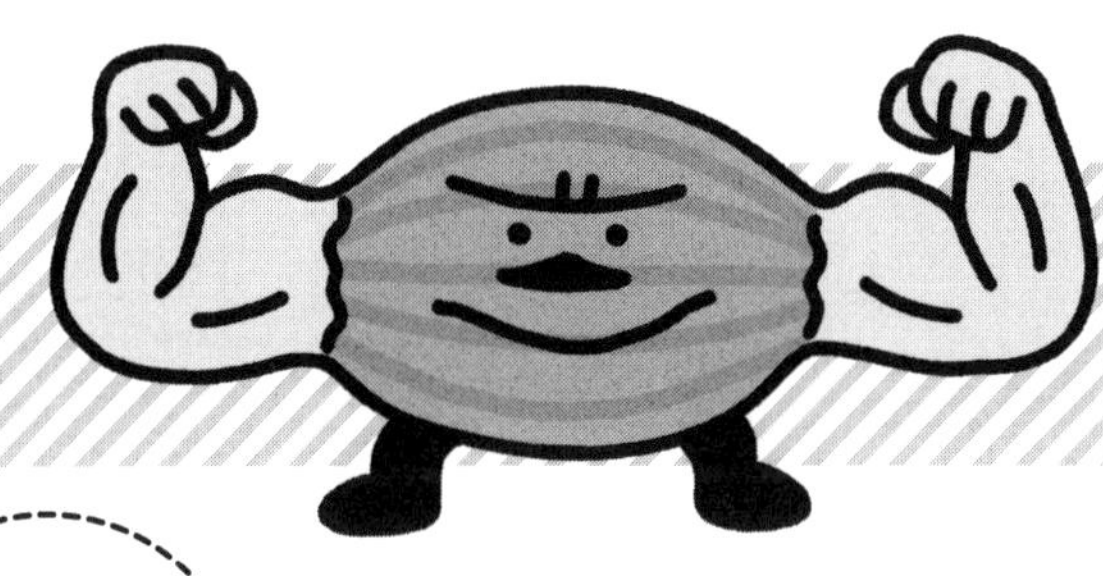

20%

- 筋肉がつきやすい
- 瞬発力系のスポーツが得意
- 準備運動なしでも筋肉を傷めない
- いつでも素早く動ける
- 集中力は高いが、持続力は低い

B

自在遺伝子

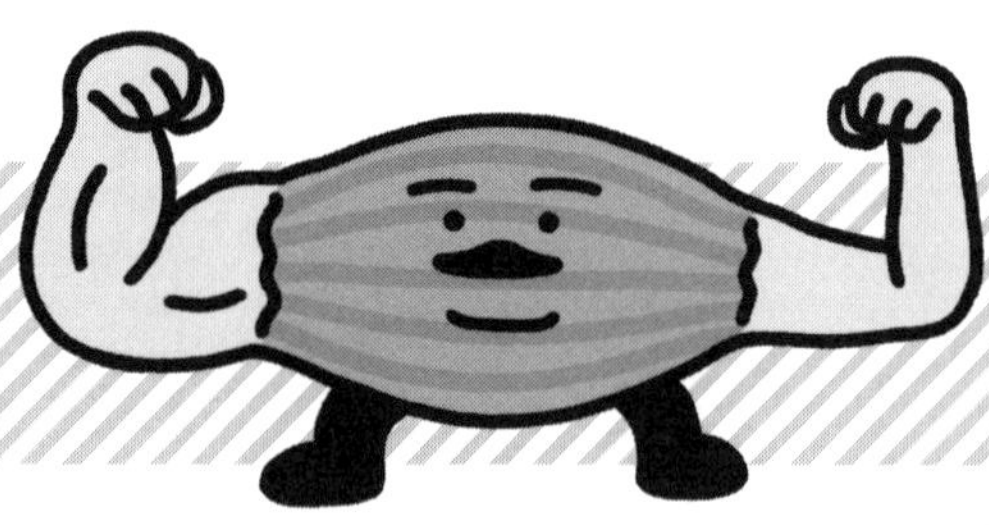

52%

・マッチョにも、細マッチョにもなれる

・瞬発力系も持久力系もトレーニング次第

・ぼーっとしているときは素早く動けない

・集中しないと何ごとも中途半端になる

C

細マッチョ遺伝子

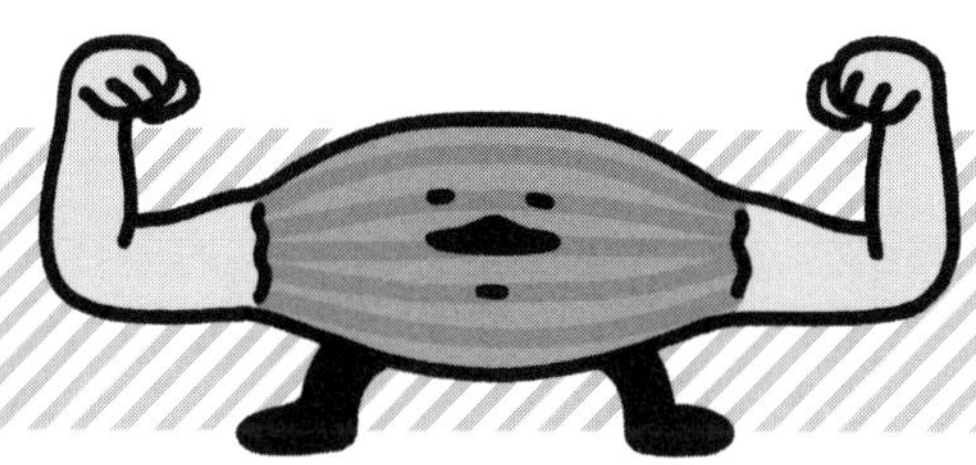

28%

- 筋肉がつきにくい
- 持久力系のスポーツが得意
- 準備運動しないと筋肉を傷める
- 素早い動きは苦手
- 集中力は低いが、持続力は高い

細マッチョ遺伝子の人は筋肉が太くならない

マッチョ遺伝子の人が筋肉をつけやすいのは、太くなる筋肉をよく動かせる遺伝子だからです。

筋肉には太くなりやすい筋肉と太くなりにくい筋肉があるのです。

私たちの体には、大小600を超える筋肉があります。そのうち心臓を動かしている筋肉を心筋、血管や消化管を動かしている筋肉を平滑筋、そして体を動かすために働いている筋肉を骨格筋といいます。

3種類の筋肉で、意識的に動かせるのは骨格筋のみ。筋トレで鍛え

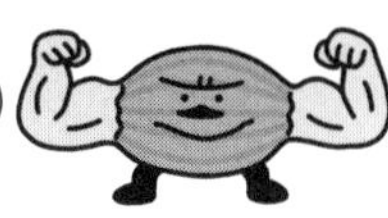

られる筋肉は骨格筋で、その割合は筋肉全体の4割を占めています。

そして骨格筋は、瞬発力にすぐれている速筋と持久力にすぐれた遅筋に分類されます。筋肉の色から、速筋を白筋、遅筋を赤筋と呼ぶこともあります。

太くなりやすいのは速筋で、太くなりにくいのは遅筋です。

その違いは、陸上選手を見るとわかりやすいと思います。100メートルや200メートルといった短距離の選手は、マッチョボディが多いですよね。逆にマラソン選手は、ほっそりとしていますよね。

これは、短距離走は瞬発力を高めるトレーニングが中心で、長距離走は持久力を高めるトレーニングが中心だからです。もちろん、マッチョ遺伝子のタイプも影響してきます。

オリンピックに出るようなトップアスリートになってくると、その差は歴然。マッチョ遺伝子の人がどんなに持久力を鍛えてもマラソンでは勝てないし、細マッチョ遺伝子の人がどんなに瞬発力を鍛えても100メートル走では勝てません。

陸上競技のメダリストたちは、自分の遺伝子を見極めたうえで、能力を極限まで伸ばしているのです。

細マッチョ遺伝子の人は、どんなに筋トレしてもプロレスラーのような体にはなれない。まずは、このことを自覚してください。なかなか筋肉が太くならないからといって、さらにハードなトレーニングをすると、体をボロボロにするだけです。

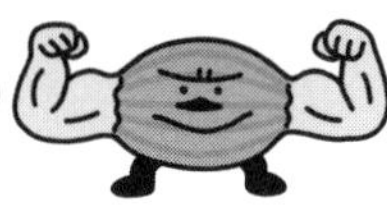

90歳を過ぎても筋肉は増やせる

細マッチョ遺伝子の人は筋トレ効果がないというわけではありません。どんな人も筋肉は鍛えれば強くなるし、太くなります。時間がかかるか、かからないかの違いだけ。最新の研究によると、**筋肉は90歳を過ぎても鍛えると強くなる**といわれています。

筋肉が太くなる仕組みを簡単に紹介しておきましょう。

筋肉は細い筋繊維1本1本が束になって構成されています。筋トレや運動で筋肉に負荷をかけると、この筋繊維に傷がつきます。そうすると筋肉の修復作業がはじまります。このときに、次に同じ負荷がかかっても耐えられるように筋肉が強化されるのです。これが、筋肉が太くなる理由。同じ失敗を繰り返さない筋肉は賢いですよね。

この工程で大切なことは、修復作業のための材料を用意しておくことです。筋肉の材料となるのは、水とたんぱく質。不足していれば、筋肉を太くすることができなくなります。

年をとると豚肉、牛肉などの肉類を敬遠する人が多いようですが、筋肉量を維持したいなら摂ることです。もちろん脂は控えめに。鶏のささ身や豚のヒレ肉、牛の赤身などは効率よくたんぱく質を摂ることができます。

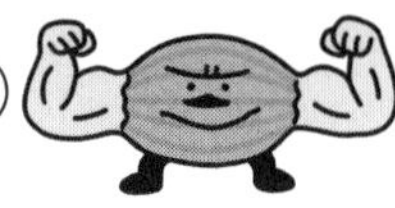

日本人におすすめは植物系のプロテイン

たんぱく質を摂る方法としては、プロテインというサプリメントから摂る方法もあります。

プロテインには、動物系といわれる牛乳に含まれる「ホエイプロテイン」「カゼインプロテイン」、植物系といわれる大豆に含まれる「ソイプロテイン」があります。この他にも、メーカーによって配合比率は異なりますが、動物系と植物系の両方が入った動植物系のプロテインもあります。

実は、遺伝子によって適しているプロテインとそうでないプロテインがあります。

まず、ソイプロテインなどの植物系プロテインは、飲んではいけない遺伝子はありません。

注意が必要なのが、動物系のプロテイン。

たんぱく質と併せて脂肪も摂ることになるので、**即メタボ遺伝子を持つ人は摂らないようにしましょう。逆に糖質制限ＮＧ遺伝子を持つ人には有効です。**糖質が少しでも不足すると筋肉のたんぱく質を分解しようとするので、不足しがちの人は飲んでおくと筋肉を落とさなくて済みます。

私がカウンセリングしてきた経験によると、**ＮＯメタボ遺伝子で**

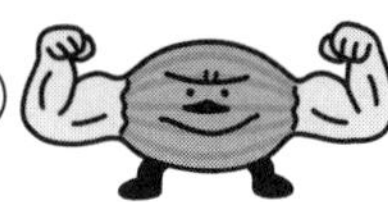

糖質制限NG遺伝子を持つ人以外が動物系のプロテインを摂ると、だいたい太ります。

アスリートのように1日6時間、週6日トレーニングしていれば、動物系を摂っても消費できますが、一般の人となるとそれだけの運動時間はつくれないと思います。仕事をしている人なら、ほぼ無理でしょう。

そもそも日本人は欧米人と比べると脂肪を燃やす能力が低いので、遺伝子に関係なく、おすすめは植物系のプロテインです。

筋肉の増強率が高いといわれる動物系プロテインをどうしても摂りたいなら、ある程度の運動を続けるようにしてください。そうでなければ、内臓脂肪がついてお腹が出てきてしまいます。

細マッチョ遺伝子の人は筋肉が切れやすい

マッチョ遺伝子の人は瞬発力にすぐれている速筋をよく動かせるので、ダッシュやジャンプなど瞬間的に力を発揮する動作が得意です。しかし、筋肉に蓄えているエネルギーを短時間に大量に使ってしまうので、すぐに疲れてしまいます。

逆に、細マッチョ遺伝子の人は、マッチョ遺伝子の人と違って瞬間的な動作が苦手。しかし、その分、エネルギーを少しずつ使うので、力を長く発揮し続けることができます。

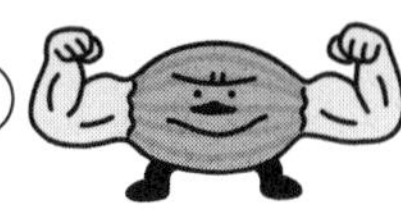

マッチョ遺伝子の人は、速筋の筋繊維のつながりが強いのも特徴です。がっちりつながっていることで瞬間的な指示に対応できるし、急に負荷がかかっても、肉離れや筋断裂を起こすことがありません。**マッチョ遺伝子の人は、準備運動なしでも動けるタイプ**なのです。

逆に、筋繊維のつながりがゆるい**細マッチョ遺伝子の人は、準備運動が欠かせないタイプ**。運動からしばらく遠ざかっていたり、冬場で筋肉が硬くなっていたりするときに急に動くと、筋肉がプツッ。

子どもの運動会で張り切って肉離れを起こすお父さんがよくいますよね。もちろん運動不足もありますが、細マッチョ遺伝子が原因とも考えられます。

細マッチョ遺伝子の人は、準備運動を忘れないようにしましょう。

実は日本人の7割は運動神経がいい

筋肉がつきやすいか、つきにくいかは、「器用遺伝子」という遺伝子にも影響されます。

器用遺伝子とは、筋肉に指令を出す神経の能力を決める遺伝子です。神経の能力とは、器用か不器用か。器用なほうが、筋肉に細かい指示を出せるため、運動神経は良いことになります。

分類は、器用、標準、不器用の3タイプ。違いをわかりやすくいうと、器用遺伝子は神経が5本、標準遺伝子は3本、不器用遺伝子は1

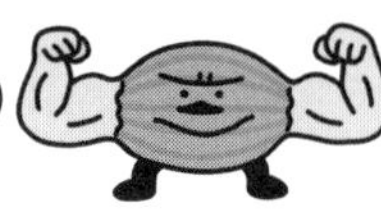

本と考えてください。

たとえば、それぞれが指を曲げなさいという指示を出すとします。指はどんな動きをすると思いますか。神経1本はカクッとロボットみたいな動きに、5本なら滑らかな動きになります。

実は、日本人の7割が器用遺伝子です。2割が標準、不器用遺伝子の人は1割しかいません。

筋肉がつきやすくなるのは、器用遺伝子。速筋への指示も、筋トレ後の筋肉修復の指示も、細かくテキパキできるからです。その能力は、標準遺伝子、不器用遺伝子の順で落ちていきます。

つまり、**マッチョ遺伝子と器用遺伝子の持ち主なら、筋トレすればすぐにマッチョになれる**ということです。逆に細マッチョ遺伝子と不器用遺伝子は、頑張っても、なかなか筋肉が太くなりません。

マッチョ遺伝子と器用遺伝子を持つ人が効率よく筋肉をつけたいなら、高い負荷をかけた筋トレをがんがん行うことです。筋肉を傷めるリスクも低いし、万一傷めたとしても回復力が早いので、すぐにトレーニングを再開できます。

一方、**細マッチョ遺伝子と不器用遺伝子を持つ人に適した筋トレは、低負荷で回数を重ねる長時間トレーニング。**結果を焦って負荷をかけ過ぎると故障するリスクが高いので、無理しないこと。筋肉を傷めると、回復にも時間がかかります。このタイプは、気長に続けることが大切なのです。

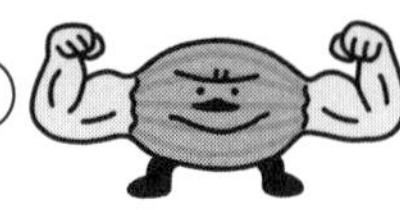

割れた腹筋が見えないのは脂肪で隠しているだけ

筋肉をつけたい人は、健康やダイエットが目的の人だけでなく、かっこいい体になりたいと思っている人も多いことでしょう。そして、そういう人たちがよく口にするのが、「シックスパック」。

シックスパックとは、6つに割れた筋肉が浮き上がっているお腹のことです。たしかにかっこいいですよね。「どれだけ鍛えたらいいのだろう?」と思う人もいるでしょうね。

実は、誰でもシックスパックです。

それが見えないのは、シックスパックの上に脂肪が乗っかっているからなのです。

仰向けに寝た状態から上半身を起こす腹筋運動で一度も起き上がれない人の腹筋の厚みは、2ミリです。それでは、1000回起き上がれるアスリートの腹筋はどれくらいの厚みかというと、なんと3ミリ。

まったく腹筋運動ができない人とトップアスリートの差は、わずかに1ミリしかありません。腹筋は、どんなにトレーニングしても分厚くならない珍しい筋肉なのです。

腹筋の上の脂肪さえ取り除けば、マッチョ遺伝子に関係なく誰でも割れた腹筋が見えてきます。シックスパックの見栄えがよくなるためにも、そのほかの筋肉もしっかり鍛えておきましょう。

第6章

すぐに疲れちゃう遺伝子

日本人のほとんどは生まれつき疲れやすい

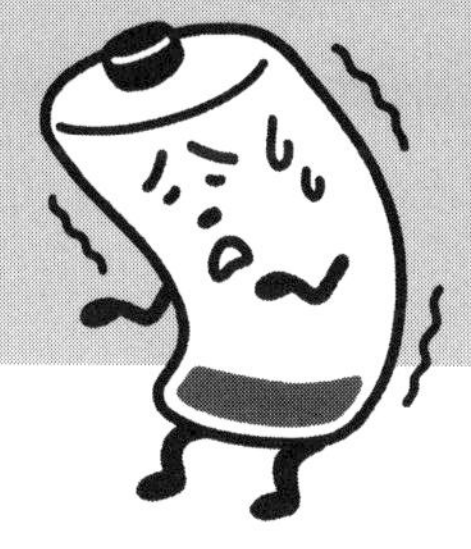

ちょっとしたことで疲れるのは遺伝子のせい

少し歩いたり、走ったりしただけで、すぐに疲れる。

仕事が終わらなくて残業すると、すぐに疲れる。

休日に、少し頑張って家事をすると、すぐに疲れる。

しかも、疲れが残り、なかなか抜けない。

若い頃はもう少し頑張れたのに、と嘆いているあなた。もしかすると、その疲れやすさは、老化のせいでも、鍛え方が足りないせいでもないかもしれません。

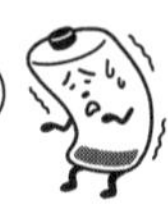

実は、世の中には、疲れに強い人と弱い人がいるのです。
それがカンタンにわかるのが、あなたの「すぐに疲れちゃう遺伝子」。

すぐに疲れちゃう遺伝子は、体を動かすためのエネルギー供給を指示する遺伝子と、エネルギーを届けるために血管を収縮させる働きを指示する遺伝子になります。

どちらも疲れに強い遺伝子なら、疲れにくいタイプ。どんなに激しく体を動かし続けたとしても、疲れを知らないタフネスボディということです。

逆に、どちらも疲れやすい遺伝子だと、しっかり休息を取りながら動かないと疲れが残ってしまいます。

疲れ方は、すぐに疲れちゃう遺伝子のタイプで異なります。

A　タフネス遺伝子…疲れにくい

B　疲れちゃう遺伝子…疲れやすい

C　すぐに疲れちゃう遺伝子…極端に疲れやすい

実は、日本人にタフネス遺伝子の人はほとんどいません。「あの人はタフだよね」と思う人がいたり、「私は疲れを知りません」と豪語する人もいたりしますが、それは日本人同士の比較で、世界的にみると疲れやすいのが日本人なのです。

休まず、真面目に働くのが日本人のイメージですが、体質から考えるとおすすめできない習慣。**適度に休みを入れながらのほうが、パフォーマンスを発揮できるのが日本人**なのです。

A

タフネス遺伝子

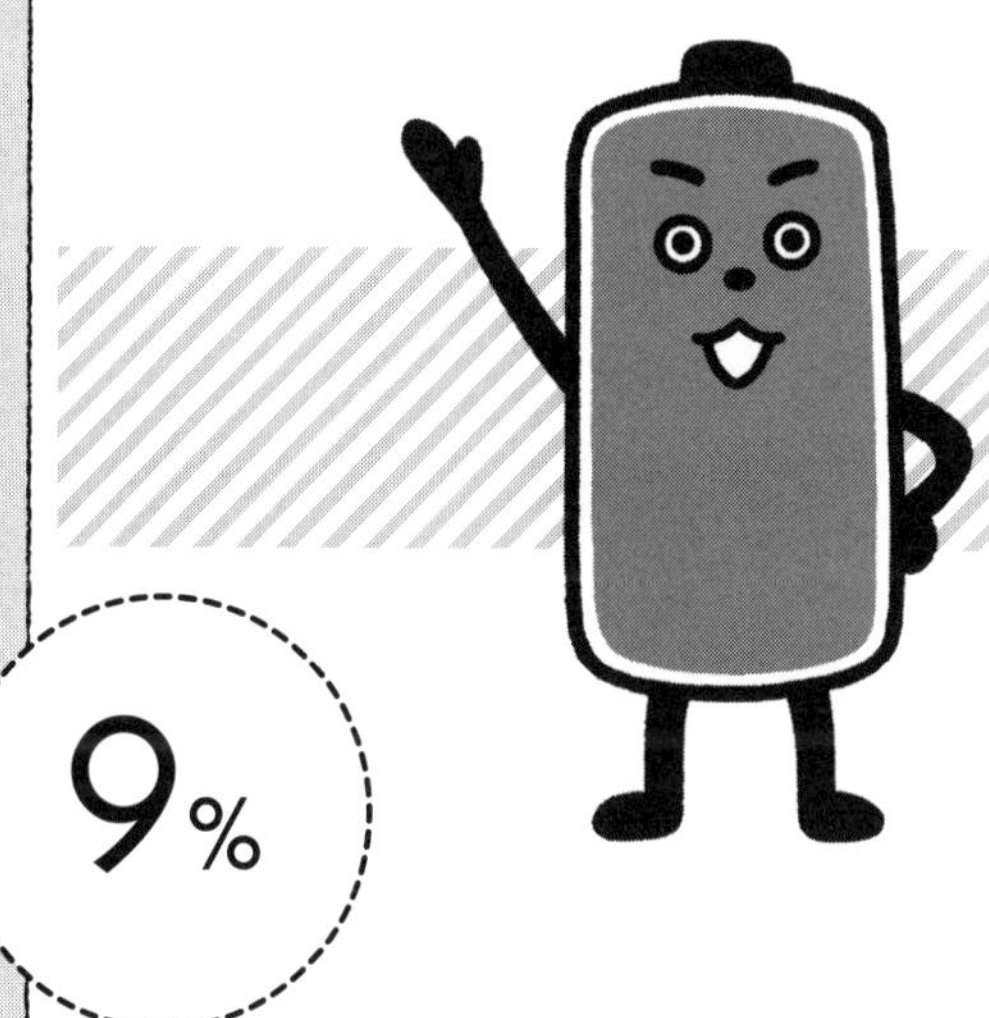

9%

・疲れを感じることがほとんどない

・休みがなくても動き続けられる

・持久力がある

・ショートスリーパー（短時間睡眠でOK）

・運動しても血圧が上がらない

B

疲れちゃう遺伝子

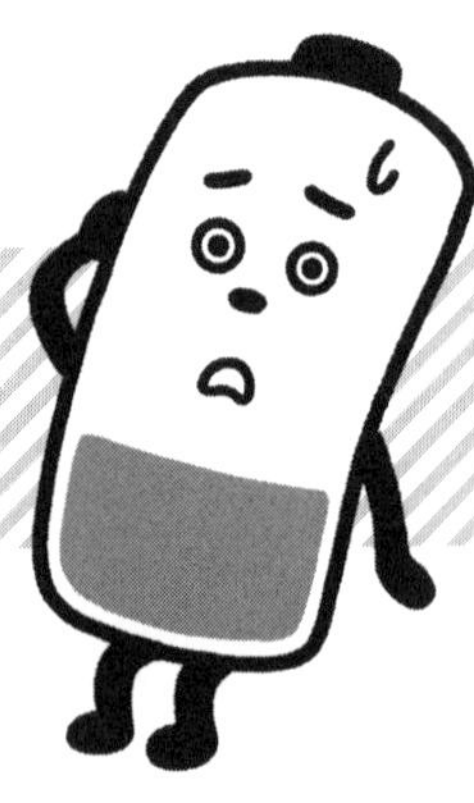

77%

- 少しハードに動いただけで疲れを感じる
- しっかり休めば疲れが抜ける
- 持久力はない
- 運動しても血圧は上がらないほうである
- 睡眠時間は6〜7時間必要

C

すぐに疲れちゃう遺伝子

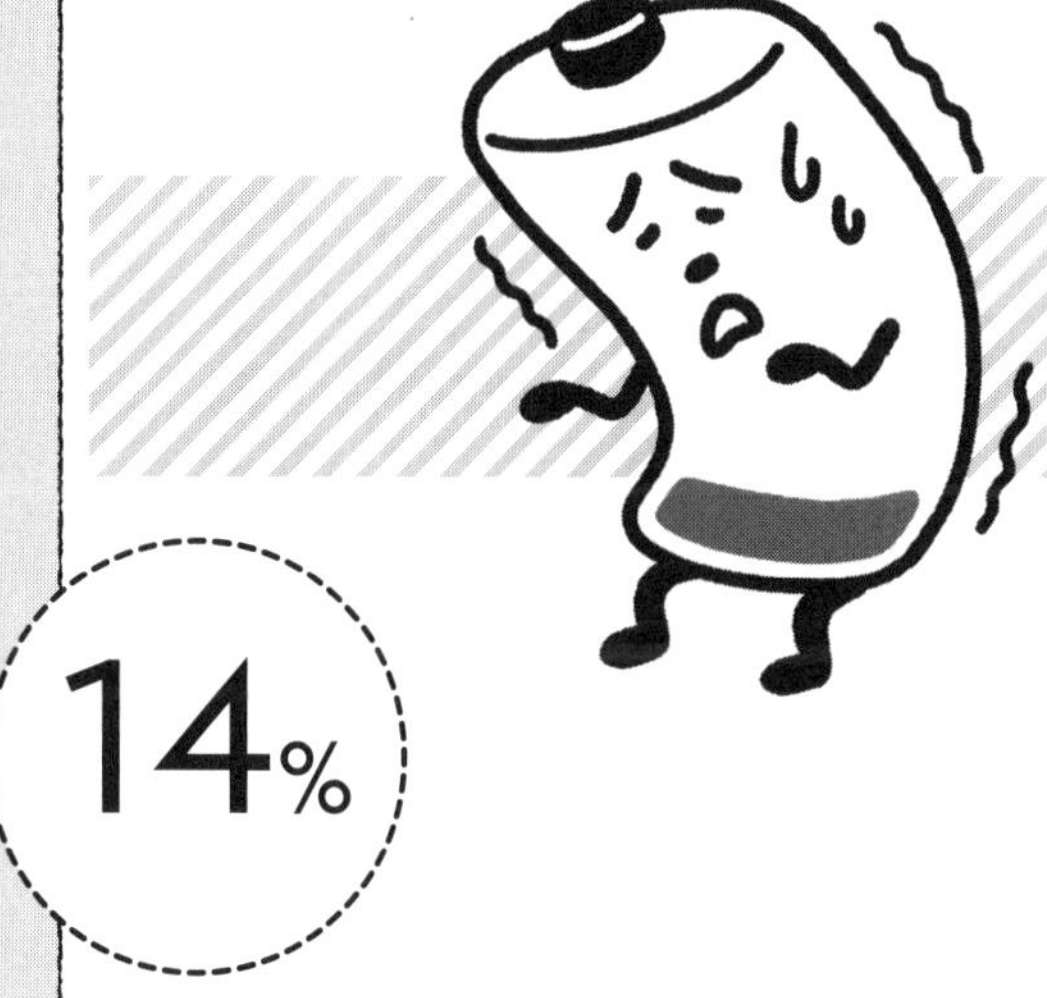

14%

- すぐに疲れを感じる
- 休んでもなかなか疲れが抜けない
- 持久力がまったくない
- 運動すると血圧がすぐに上がる
- 睡眠時間は7時間以上必要

日本人の9割はとっても疲れやすい

エネルギーを供給する能力を左右する遺伝子は、年寄り遺伝子で紹介したミトコンドリア。ミトコンドリアは細胞内のエネルギー生産工場ですが、この生産能力が疲れにくいのか、疲れやすいのかという体質を決めます。

遺伝子の特性がミトコンドリアによって決まるため、年寄り遺伝子がそうだったように、エネルギーを供給する遺伝子も2つのタイプに分かれます。

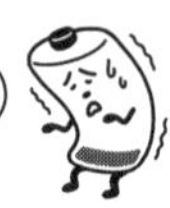

つまり、疲れにくいのか、疲れやすいのか。

疲れるとは、簡単に言ってしまうと、エネルギーがなくなってしまう状態です。そして、疲れがとれて元気になるとは、エネルギーが補充される状態。要するに、**エネルギーが枯渇しないように供給し続けることができれば、疲れることはない**のです。

何もせずにじっとしていれば、疲れやすいタイプの工場（ミトコンドリア）でも十分に生産が間に合います。しかし、体を動かすときは、それだけエネルギーを使うことになるので、次々にエネルギーをつくる必要があります。

そうなると、疲れやすいタイプの工場は、すぐにパンク。生産が追いつかなくなってしまうのです。

日本人の多くは、疲れやすいタイプの遺伝子です。タフネス遺伝子を持つ人は、10人に1人くらいの確率です。逆に、南米やアフリカ人のほとんどはタフネス遺伝子。

この差が如実にあらわれるスポーツが、たとえばサッカー。日本代表は、ブラジルやアルゼンチンなどの南米のチームになかなか勝てませんよね。その差はサッカーの技術ではなく、私は、すぐに疲れちゃう遺伝子の差ではないかと考えています。

疲れやすいタイプの遺伝子の人がタフネス遺伝子の人と戦うときに、3人しか選手交代できないルールは厳しいですよね。10人くらい交代できるルールなら、チームとしてのパフォーマンスを落とさずに、最後までいい勝負ができるのではないかと思っています。

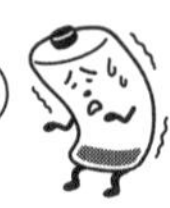

すぐに疲れちゃう遺伝子の人は血圧が高くなりがち

日本人のほとんどが疲れやすいタイプですが、**エネルギーを届けるために血管を収縮させる遺伝子の違いで、さらに「疲れちゃう遺伝子」と「すぐに疲れちゃう遺伝子」に分かれます。**

血管を収縮させる遺伝子の分類は、血管を強く収縮させてエネルギーを届ける「収縮型」か、収縮させない「拡張型」か、そのどちらでもない「中間型」か。

収縮型がすぐに疲れちゃう遺伝子で、拡張型と中間型は疲れちゃう遺伝子。もし、日本人には珍しいタフネス遺伝子で、さらに拡張型だとしたら、最強のタフネス遺伝子ということになります。

収縮型がすぐに疲れるのは、血管を強く収縮して、大量のエネルギーを一気に送り届けるからです。

爆発的なパワーは生み出せますが、工場内の倉庫はあっという間に空っぽ。次のエネルギーがつくられるまで、しばらく小休止ということになります。

これでは、長時間におよぶスポーツには対応できません。逆に、短時間で決着がつくスポーツには、爆発的な力を発揮できます。

また収縮型は、体を動かす度に血管を圧迫するので、血圧が高めに

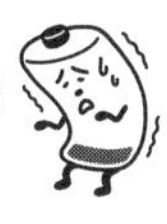

なりがち。塩分を控えた食事を心がけるようにしましょう。

一方、**拡張型が疲れにくいのは、体を動かすときも、通常時と血管の収縮が変わらないから**です。

エネルギーの供給量が一定になるため爆発的なパワーは生み出せませんが、工場内の倉庫は、いつも余裕。エネルギーが底をつくことがないので、長時間、安定して力を発揮できます。

また、**高血圧になるリスクが低いのも拡張型の特徴。**

もし、拡張型の遺伝子の人が高血圧になったとしたら、血管の圧迫ではなく、血管に詰まった脂が原因。

ゆるやかメタボや即メタボ遺伝子の人は、その可能性が高くなることを覚えておいてください。

疲れやすい日本人には6時間以上眠ることが必要

疲れやすい体の日本人が、少しでも疲れにくい体にするにはどうしたらいいでしょうか。私がカウンセリングのときにアドバイスしていることは、食事と睡眠、そして筋肉の話です。

疲れるとは、体からエネルギーがなくなるということですから、まずエネルギー源を食事からしっかり摂っておくことが大切です。疲れにくい体をつくるには、三大栄養素である炭水化物、たんぱく質、脂質の制限はやはりよくありません。

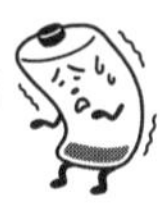

摂り過ぎていたり、**太っていたりする人のカロリー制限は有効ですが、そうではない人が制限すると疲れやすくなるだけ。**とくに糖質制限NG遺伝子の人が糖質を制限すると、すぐに疲れます。

睡眠は体や脳を休ませる大切な時間。疲れはしっかり休息をとることで回復します。とくに**疲れやすい日本人は、6～8時間は質の良い睡眠をしなければ、疲れが抜けずに、ますます溜まっていく一方**です。

日本人は疲れやすい体質にもかかわらず、睡眠時間が不足しています。OECD（経済協力開発機構）の調査によると、調査対象国の中で、なんと最下位。1位の南アフリカと比べると、約2時間も短いと

●OECD各国の睡眠時間（１日）

国	睡眠時間
南アフリカ	553分
中国	542分
トルコ	530分
インド	528分
アメリカ	525分
カナダ	520分
ギリシャ	518分
スペイン	516分
イタリア	513分
フランス	513分
イギリス	508分
ドイツ	498分
ノルウェー	492分
メキシコ	479分
韓国	461分
日本	442分

※OECD2018年データより作成

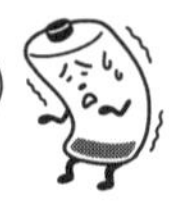

いうデータがあります。

「疲れがなかなか抜けない」とか、「疲れやすいんだよね」とか嘆いている人は、できるだけ睡眠時間を確保するようにしましょう。

ちなみに、**タフネス遺伝子の人は、疲れちゃうタイプの遺伝子の人より睡眠時間を必要としないショートスリーパー。**というのは、タフネス遺伝子の人は、動きながらでも疲労回復できるからです。

だから、ブラジル人は、リオのカーニバルで1週間踊りっぱなしでも平気なのです。

疲れにくい体をつくるには、筋肉も重要です。**年齢相応の筋肉量があるかどうかでも、疲れやすいかどうかは変わってきます。**

体を動かすためのエネルギーの生産工場は、筋肉の細胞の中にあるミトコンドリア。つまり、**筋肉量が少なくなれば、それだけエネルギーを供給する能力が落ちる**ということです。

逆に、筋肉量が増えれば、生産工場も増えて、エネルギーの供給量も増えることになります。ですから、適度に筋肉を鍛えておくことが大切なのです。

太くなりやすい速筋は、トレーニングすると太くなりますが、使わなくなればすぐに細くなります。それだけ、工場が少なくなるということ。

マッチョになるほどのトレーニングは不要ですが、毎日スクワット10回くらいは習慣にしましょう。

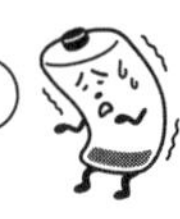

太くなりにくい遅筋を有酸素運動で使っておくことも、エネルギーの供給量を増やすことになります。

速筋は工場の増加でしたが、こちらは、工場の生産性を向上します。遅筋をよく使うと、筋肉は太くはなりませんが、筋肉のまわりにある毛細血管が増えます。血管は、エネルギーの材料になる酸素や栄養素の輸送通路。それだけ材料が滞りなく届けられ、どんどんエネルギーがつくれるというわけです。

食事、睡眠、運動。

タフネス遺伝子を持たない人が多い日本人は、疲れにくく、疲れを残さないために注意しておきたいことです。その習慣は、そのまま健康的な体をつくる習慣になります。

おわりに

私たちの体の特性は遺伝子によって決まっています。本書で紹介したように、太りやすい人もいれば、太りにくい人もいます。有酸素運動で痩せやすい人もいれば、痩せにくい人もいます。プロレスラーのようなマッチョな体になりたくても、なれない人もいます。

遺伝子に逆らってどんなダイエット法に取り組んでも、どんな健康法に取り組んでも、望むような結果を得ることはできないのです。にもかかわらず、「私には無理」とか、「私の努力が足りない」とか、あきらめたり、自分を責めたりしている人たちがいます。

もう、自分のせいにするのはやめにしましょう。

結果が出ないのは、あなたが悪いわけではありません。

遺伝子検査の結果に基づいて行った約3000人のカウンセリングの経験からいえることは、自分の体の特性に合わせるほうがずっとらくに生きられるということです。

本書での遺伝子分類は、カウンセリングの傾向から導かれたものなので100%の確証があるとはいえません。しかし、健康法やダイエット法を見直すヒントにはなるはずです。

興味があれば、実際に遺伝子検査を行ってみてください。6つの遺伝子が本書の分類とピッタリであることに驚かされると思います。

2020年2月　遺伝子カウンセラー　植前和之

植前和之（うえまえ・かずゆき）

1968年生まれ。中京大学体育学部にて運動生理学、栄養学、トレーニング論を学ぶ。卒業後、医療機関勤務を経て独立し、健康関連事業をスタート。日本人としてほぼ初となる遺伝子カウンセラーとして、3000人以上にカウンセリングを実施。現在は、遺伝子・健康・栄養・生活習慣の指導の事業に注力しており、ダイエットや健康、子育てや健康学の講演活動を行っている。講演回数は毎月30回前後、年400回程度と精力的に活動し、幅広いファンを獲得している。

「植前和之式 遺伝子カウンセリング お問い合せ先」
http://bit.ly/09DNA

めんどうな遺伝子検査をしなくても

自分の遺伝子がわかる本

発行日　2020年2月22日　第1刷

著者　植前和之

本書プロジェクトチーム

編集統括	柿内尚文
編集担当	池田剛
制作協力	樺木宏
デザイン	河南祐介（FANTAGRAPH）
編集協力	洗川俊一、佐藤効省
イラスト	くにともゆかり
校正	東京出版サービスセンター
営業統括	丸山敏生
営業担当	池田孝一郎
営業	増尾友裕、熊切絵理、石井耕平、大原桂子、桐山敦子、網脇愛、渋谷香、寺内未来子、櫻井恵子、吉村寿美子、矢橋寛子、遠藤真知子、森田真紀、大村かおり、高垣真美、高垣知子、柏原由美、菊山清佳
プロモーション	山田美恵、林屋成一郎
編集	小林英史、舘瑞恵、栗田亘、村上芳子、大住兼正、菊地貴広、千田真由、生越こずえ、名児耶美咲
講演・マネジメント事業	斎藤和佳、高間裕子、志水公美
メディア開発	中山景、中村悟志、長野太介
マネジメント	坂下毅
発行人	高橋克佳

発行所　株式会社アスコム

〒105-0003
東京都港区西新橋2-23-1　3東洋海事ビル
編集部　TEL：03-5425-6627
営業部　TEL：03-5425-6626　FAX：03-5425-6770

印刷・製本　株式会社光邦

Printed in Japan ISBN 978-4-7762-1072-6